金梅
吕旭升／著

《伤寒论》与病理生理学

全国百佳图书出版单位
中国中医药出版社
·北京·

图书在版编目（CIP）数据

《伤寒论》与病理生理学 / 金梅，吕旭升著. — 北京：
中国中医药出版社，2024.7（2024.8 重印）

ISBN 978-7-5132-8752-4

Ⅰ.①伤⋯　Ⅱ.①金⋯ ②吕⋯　Ⅲ.①《伤寒论》
Ⅳ.①R222.2

中国国家版本馆 CIP 数据核字（2024）第 079855 号

中国中医药出版社出版

北京经济技术开发区科创十三街 31 号院二区 8 号楼

邮政编码　100176

传真　010-64405721

北京盛通印刷股份有限公司印刷

各地新华书店经销

开本 710×1000　1/16　印张 12.25　字数 212 千字

2024 年 7 月第 1 版　2024 年 8 月第 3 次印刷

书号　ISBN 978-7-5132-8752-4

定价　59.00 元

网址　www.cptcm.com

服 务 热 线　010-64405510

购 书 热 线　010-89535836

维 权 打 假　010-64405753

微信服务号　zgzyycbs

微商城网址　https://kdt.im/LIdUGr

官 方 微 博　http://e.weibo.com/cptcm

天猫旗舰店网址　https://zgzyycbs.tmall.com

如有印装质量问题请与本社出版部联系（010-64405510）

前言

东汉张仲景的《伤寒论》两千年来活人无数，其序言即使今天读来依然令人感叹，读《伤寒论》不可不读序言。

"余每览越人入虢之诊，望齐侯之色，未尝不慨然叹其才秀也。怪当今居世之士，曾不留神医药，精究方术，上以疗君亲之疾，下以救贫贱之厄，中以保身长全，以养其生，但竞逐荣势，企踵权豪，孜孜汲汲，惟名利是务；崇饰其末，忽弃其本，华其外而悴其内，皮之不存，毛将安附焉？卒然遭邪风之气，婴非常之疾，患及祸至，而方震栗；降志屈节，钦望巫祝，告穷归天，束手受败。赍百年之寿命，持至贵之重器，委付凡医，恣其所措。咄嗟呜呼！……"

从序言中可以看出东汉之前就有中医理论，并张仲景是理论的实践者，并不是经验的积累者。在其文化背景下，张仲景理论联系实际地总结了疾病发生发展及转归的规律，并给出了相对应的方药治疗，被后世尊为医圣。《伤寒论》是一部理、法、方、药俱备的经典，确立了六经辨证论治的原则，受到历代医家推崇，被称作"众方之宗，群方之祖"。

然而，自宋代成无己注《伤寒论》释六经以来，代代不乏注解《伤寒论》之人，能卓然自立一说者却寥寥无几，真正通晓伤寒六经大义，全面正确解得六经之义的人也是少之又少，潜心研读之人更是凤毛麟角。由此，热病论六经之说、经络六经之说、气运六经之说……聚讼争鸣，迄今亦无定论，略懂皮毛的人更是肆意卖弄，拼命营造玄之又玄的神秘色彩。

中医的"真知识"源自古老的中国传统文化，唯有进入传统文化的"语境"，才能意会医圣张仲景的思想。为此，学习《伤寒论》要大量阅读从古到今的各家各派所编著、注释的医学书籍，在各家各派众口不一的情况下辨别真伪，找出"真知识"。

对于《伤寒论》的研究和整理，目的在于继承和发扬。发扬始于继承，继承终于发扬，是个不断深化和提高的过程。 如果我们看不到或不认识古代的科学成就，继承就无从说起；如果我们对其叹为观止，那么发扬又从何而来呢？ 要继承和发扬祖国传统医学遗产，还需要正确的思维方法。 形而上学的"上溯其源"虽好，但不接地气、落不到实处，便不能解决发扬的实际问题。 因此，还需借助现代科技的"眼睛"来"下探其流"，为中医学的继承和发扬另辟蹊径。

对于一个学西医的人来说，学习中医是一件极不容易的事，也是一件极苦的事，不仅需要专心致志地花费大量的时间和精力去钻研，还需要时时转变固有的概念和思维模式。 但是，也正是因为有西医的理论基础，深知人体产生的每一个"证"（证据），包括症状和体征，都是客观存在的，都会引发相对应的病理生理改变，这种不同的病理生理改变可以让高深莫测的"六经辨证"完全"落地"。就西医目前对疾病发生发展及转归规律的研究发现而言，无不验证"六经辨证"的思维逻辑是有迹可循的，六经病每个条文中涉及的"证"都有对应的病理生理改变，每一个六经病的代表症状，都是人体损伤和抗损伤的表达。 所谓的病在三阳，应当为人体的抗病防御机制尚强的表现，抗损伤的能力大于损伤；病在三阴则当为人体的抗病防御机制开始衰退的呈现，损伤的能力大于抗损伤。

西医的病理生理学主要针对疾病发生的原因、发展及最后转归的规律和基本机制来进行研究。 其主要任务是解释疾病的本质，为建立有效的疾病诊疗和预防策略提供理论和实验依据。

《伤寒论》单从书名"伤寒"二字就已经揭晓了其中心思想，以疾病的来路、疾病的性质为辨证施治的基本理论依据，以六经分篇阐述了疾病的发生、发展、最后转归的规律及机体发生的一系列的病理生理改变，除了功能、代谢及形态结构的变化外，还包括阴阳的盛衰或者说机体自身防御抗病能力的强弱的变化。

六经病既有各自独特的发生机制、基本病理生理改变及用药策略，又有相互之间发展及最后转归的规律，又是疾病渐变演化的过程。 六经病虽然有各自不同的用药策略，但其治疗宗旨不变，秉承顺其自然，辅助人体完成自身的防御调节机制。 比如，用大辛大热的麻黄汤治疗发热，就是辅助人体完善自身体温调节机制，使其完成发热的三个时相，体温自然降至正常，外来致病因素也自然被清除。

昔人谓《伤寒论》以六经钤百病，为不易之大法。 病是万变无定，经则不变有定，以有定御无定，即以不变应万变。 亦是说明《伤寒论》发现了疾病发生、发展及转归的内在逻辑，做到了知疾病之然、知疾病之所以然。

以己之见，《伤寒论》堪称中医的病理生理学，完全可以借助现代科技的"眼睛"发扬其精髓思想，宋代林亿曰："其言精而奥，其法简而详，非浅见寡闻者所能及。"今人冉雪峰曰："仲景既总结汉以前的经验，吾人安可不总结汉以后的经验，将来得西医方面开启辅助，进展未可限量。"

现代医学有很多古人没有的检查手段，对疾病的认识更加细化，虽是如此，也不能硬拽西医的某个病名来用某个经方治疗。新冠病毒将"病毒性心肌炎"推向了大众，于是关于炙甘草汤治疗病毒性心肌炎类似的文章，被疯狂转发，似乎发现了中医治疗"病毒性心肌炎"的灵丹妙药。这类文章往往牵强附会，既没有说明西医眼中病毒性心肌炎的发病机制，也没有说明经方炙甘草汤证的证候特点，不讲道理，不讲内在逻辑，随意拼凑。

关于病毒性心肌炎的定义及发生机制不再赘述，病毒性心肌炎发病前基本都有发热的情况，也就是说，病毒性心肌炎由太阳病发展而来，如果第一时间把太阳病治好了，就不会发生病毒性心肌炎。如果发生了病毒性心肌炎，要么因为误治，导致引邪入里或者说外来致病因素更加猖獗；要么因为本身就有这方面的基础病。其中本为太阳伤寒证，因为误治导致邪陷于里，称为太阳变证，涉及胸痛、憋气、心悸的经方也不少，包括桂枝甘草汤、栀子豉汤、大小陷胸汤、十枣汤、小建中汤、小柴胡汤、炙甘草汤等，它们各有各的证候特点，各有各的病理生理改变。那病毒性心肌炎发展到什么层面才能用炙甘草汤治疗呢？

我们先了解一下炙甘草汤证，《伤寒论》第 177 条："伤寒脉结代，心动悸，炙甘草汤主之。"

伤寒，指病从外来，寒冷为应激源，机体因而启动应急调节机制，交感-肾上腺髓质系统兴奋，儿茶酚胺类激素分泌增加。在应急的过程中，如果交感神经持续兴奋，儿茶酚胺分泌持续增加，就会提高心肌耗氧量。一般情况下，体温每升高 1℃，心率平均增加 18 次/分，在一定范围内，心率加快可增加心排血量以满足组织的代谢需要，具有代偿意义。但是，心率过快，心肌耗氧量因此增加，心排血量反而下降（脉代的由来），易引起心肌缺血。对于心肌有劳损或潜在病灶的患者，心动过速易诱发心律不齐（心动悸的由来），甚者导致心力衰竭。

另外，交感神经持续兴奋，还会增强机体代谢率，增加能量消耗，使机体处于分解代谢大于合成代谢的状态。持续分泌的儿茶酚胺使血小板数目增多、黏附聚集性增强，也可使白细胞及纤维蛋白原浓度升高，使血液黏滞度增加，影响正常的血液循环（脉结的由来），促进血栓的形成，这也是冠心病患者受寒后容易出现心肌梗死的原因。

伤寒脉结代，为机体长期应激过程中的防御反应。应急反应为短期应激反应，主要表现为蓝斑-交感-肾上腺髓质系统的兴奋。而应激反应则为长期的应急反应，除了蓝斑-交感-肾上腺髓质系统兴奋外，下丘脑-垂体-肾上腺皮质系统也会兴奋，其目的是影响蓝斑-交感-肾上腺髓质系统的兴奋。 若机体本身存在肾上腺皮质激素分泌不足的情况，尤其是糖皮质激素即皮质醇的分泌不足，或者说长期应激反应导致糖皮质激素分泌下降，则会直接影响蓝斑-交感-肾上腺髓质系统的兴奋，继而对儿茶酚胺"允许"作用减弱，减少儿茶酚胺对心血管的调节作用，所以心排血量反而减少；减弱血管对儿茶酚胺的反应性，随着外周阻力的下降，不但影响静脉回流，使血液循环持续不畅，还易导致低血压；降低儿茶酚胺的能量储备作用，使肝糖原耗竭及对胰岛素敏感性增加，不耐饥饿而出现低血糖等。 所以治疗时应该加强糖皮质激素作用，当促进机体的应激防御能力，当增强机体的能量储备，炙甘草汤为首选。

很显然，当病毒性心肌炎发展为阿-斯综合征，出现快速性心律失常并伴有急性心肌缺血、低血糖时才是服用炙甘草汤的时机，但涉及心力衰竭、心肌细胞的病变就不是炙甘草汤的治疗范畴了。 换句话说，炙甘草汤证应该是人体长期应激过程中的防御反应，此时人体的代偿机制尚强。 若心肌细胞长期处于缺血缺氧而导致心肌细胞的病变，引发心力衰竭，则说明人体的防御调节机制已经处于部分失代偿状态，四逆汤就应该是首选了。

所以，绝对不能把西医诊断的某疾病的病名生拉硬拽地与某个经方捆绑在一起，需要实事求是地辨证分析疾病的来龙去脉。

本书借助病理生理学等西医理论对疾病目前的研究发现，对《伤寒论》原文逐条解读，先列【原文】，后在【病理生理】项目下展开解读，力求用朴素、客观的语言阐述所知、所觉、所悟，据实推演医圣张仲景通过脉证特点所描述的疾病的发生、发展及最后转归的规律、基本机制及诊疗方法。

本书参考的书籍主要有中国中医药出版社出版的中国中医研究院研究生班编著的《伤寒论注评》，人民卫生出版社出版的第九版《病理生理学》《病理学》《生理学》高等学校教材，序言引用中医古籍出版社出版的《白云阁藏本伤寒杂病论》。

在解读《伤寒论》的过程中，对于可能缺失文字或后人填补及个别错误的条文不会牵强附会地去硬解，涉及脉象特点、针灸方法等基础中医理论不做赘述。

因笔者能力有限，且以有限的理论解读无限的中医智慧，必然存在某些偏颇，欢迎大家参与讨论并指正。 希望通过本书的出版，抛砖引玉，让更多的人客观地了解中医，学习中医，传承并发扬中医。

知其本质，方能传承与发扬。

金 梅 吕旭升

壬寅岁终之气 北京

目录

阳明病与水、电解质紊乱　103

少阳病与应激反应　138

太阴病与缺氧缺血　142

少阴病与休克　146

厥阴病与多器官功能障碍　167

太阳病与体温调节机制及误治后

辨太阳病脉证并治上

【原文】太阳之为病，脉浮，头项强痛而恶寒。(1)

【病理生理】本条描述了太阳病的基本病理生理过程，即机体在外来致病因素的作用下，最初的防御机制（体温调节机制）及临床表现的症状（头项强痛而恶寒）和体征（脉浮）。

人体维持相对恒定的体温，对内环境稳态的维持和正常生命活动至关重要。人体具有完善的体温调节系统，以适应正常生命活动的需要。当外界环境温度变化时，体表温度感受器就会把信息传递给大脑体温调节中枢，精密的中枢控制系统会将体表温度和血液温度进行比较，综合评估后调节体温调定点的温度，或上移或下移，并下达神经冲动到各个效应器，主要是散热机构（当外界温度超过30℃，通过汗腺分泌和外周血管的口径变大以达到散热的目的）和产热机构（主要是骨骼肌战栗、外周血管的口径变小及提高基础代谢率以产热）。

当环境温度过高时，热敏神经元就会把信息传递给体温调节中枢，当实际温度高于体温调定点温度37℃时，体温调节中枢就会下达散热增加、产热减少的命令到效应器，汗腺分泌增加（有汗）和外周血管口径增加（不怕冷）以完成散热增加的指令，目的是体温下降至体温调定点的温度。

当环境温度过低时，冷敏神经元就会把信息传递给体温调节中枢，当实际温度低于体温调定点温度时，体温调节中枢就会下达产热增加、散热减少的指令给效应器，外周血管口径变小（怕冷）和骨骼肌战栗（强痛）以完成产热增加的指令，目的是体温升高至体温调定点的温度。

很显然，"太阳之为病，脉浮，头项强痛而恶寒"描述了当外界环境温度变化或者说外来致病因素入侵人体时，人体首先启动体温调节机制以增强防御能力，正常人体最初的防御反应是以增加产热和减少散热为主，目的是通过发热或体温升高以阻止、抑制、清除外来致病因素的进一步作用。

人体通过兴奋运动神经，使骨骼肌收缩战栗以产热，骨骼肌强烈收缩为肌紧张的表现，而以伸肌的肌紧张表现最为明显，为项强的由来；通过兴奋交感神经，使皮肤外周血管收缩，减少外周皮肤血供以产热，所以恶寒；因皮肤外周血管处于收缩的状态，故脉浮以紧为主。在这个过程中，因为血流重新分布，脑血管相对扩张，脑血流量相对增加，而颅腔又相对固定密闭，故颅内压相对增加，大脑的温度最先升高，这便是头痛的来由。

本条说明了三个问题：

1. 太阳病的病因，与外来致病因素有关。

2. 太阳病的发生机制，与人体自身的体温调节机制有关。

3. 人体自身的体温调节机制或者说自身防御能力还比较强大，处于正常反应阶段。

【原文】太阳病，发热，汗出，恶风，脉缓者，名为中风。(2)

【病理生理】中风是太阳病的一种表现形式，相当于西医所说的发热时相的体温持续期。

需要强调的是，发热不是体温调节障碍，而是体温调节功能正常，只是由于体温调定点上移，机体通过增加产热、减少散热将体温调节到较高水平。所以，发热为体温调节中枢的调定点上移引起的调节性体温升高。

发热持续一段时间后，随着外来致病因素被控制或消灭、清除，体温调定点迅速或逐渐恢复到正常水平，体温也相应被调控下降至正常。这个过程大致分为三个时相，分别为体温上升期、体温持续期及体温下降期。

第1条"太阳之为病，脉浮，头项强痛而恶寒"，为发热最初的表现，或者说体温调节机制最初的防御反应，相当于体温上升期，此时产热增加、散热减少，体温还未升起来或已经升起来，处在未发热或已发热的过程中。

当体温已经升高至新的体温调定点水平相适应的高度，并波动于该高度附近为体温持续期，此时产热与散热同时进行，在高水平保持相对平衡。此时，交感神经兴奋使竖毛肌收缩形成鸡皮疙瘩状以增加产热，而竖毛肌收缩导致的毛发直立对风尤为敏感，故恶风；汗腺分泌以增加散热，故汗出；脉象由最初外周血管收缩的紧绷状态因散热而开始舒张和缓，故脉缓。此状态名"中风"。

【原文】太阳病或已发热，或未发热，必恶寒，体痛，呕逆，脉阴阳俱紧者，名为伤寒。(3)

【病理生理】伤寒也是太阳病的一种表现形式，相当于发热时相的体温上升期。

其表现"或已发热，或未发热，必恶寒"，说明此时体温调节中枢的体温调定点温度已经上移，但实际体温还未完全升起来，反而对身体形成了一个冷刺激。冷敏神经元就会发出神经冲动，收缩皮肤血管及骨骼肌战栗以增加产热减少散热，皮肤血管收缩，血流减少，自然恶寒且无汗。

实际体温处于还未完全升起来的状态，为"或已发热""或未发热"的由来；周身血管平滑肌处于收缩紧张状态，皮肤黏膜与收缩状态的血管平滑肌形成一个牵拉的力量，所以"体痛"；在产热的过程中，胃肠消化液分泌减少，胃肠的蠕动能力减弱，其自上往下蠕动的力量受到影响，不下反上，故"呕逆"。

"脉阴阳俱紧"，再次提示身体此时处于一种紧张防御的状态，正在积极地募集能量，这也说明机体需要更大的产热力量，让实际体温与体温调定点温度一致，因为只有实际体温与体温调定点的温度持平，机体才有能力消灭外来致病因素，继而体温恢复正常。

【原文】伤寒一日，太阳受之，脉若静者，为不传；颇欲吐，若躁烦，脉数急者，为传也。(4)

伤寒二三日，阳明、少阳证不见者，为不传也。(5)

【病理生理】当环境温度过低时，太阳所属的区域也就是体表外周感受器最先做出反应，若温度低于体温调定点，则兴奋冷敏神经元（体温低于调定点形成冷刺激），然后发出神经冲动到达效应器，增加产热（皮肤血管收缩、骨骼肌收缩寒战、提高代谢率）机制，以调节机体的深部温度。此时的脉象当以浮紧为主，若脉象发生了变化，则提示病情发展；若出现了恶心呕吐、躁烦等症状，亦提示病情发展。

太阳伤寒证持续数日，若没有出现阳明病或少阳病的证候，或者说没有出现水、电解质代谢紊乱及脏腑功能下降或受损的状况，则病情没有发展，仍属太阳病。

【原文】太阳病，发热而渴，不恶寒者，为温病。若发汗已，身灼热者，名风温。风温为病，脉阴阳俱浮，自汗出，身重，多眠睡，鼻息必鼾，语言难出。若被下者，小便不利，直视失溲；若被火者，微发黄色，剧则如惊痫，时瘛疭。若火熏之，一逆尚引日，再逆促命期。(6)

【病理生理】温病也是太阳病的一种表现形式，"发热而渴，不恶寒"，说明开始进入发热时相的体温下降期，并伴有自身物质能量及体液的损耗，存在一定程度上的散热障碍。

体温每上升1℃，基础代谢率约升高13%。由于发热在体温持续期持续了一段时间，升高的代谢率使物质能量及体液消耗显著增加，高热又使皮肤水分蒸发较多，反而影响了散热机制，故"发热而渴"。此时，为了增加散热，使体温快速下降，皮肤外周血管由收缩转为舒张，皮肤浅层血管舒张使皮肤血流增多，故而"不恶寒"。

当然，如若机体本身就存在物质能量或体液损耗的情况，当遭遇"外感"时，散热机制受到影响，也易发生温病。

太阳温病的发生有两种情况：

1. 患者本身就有体液或物质能量的损耗，所谓"冬不藏精，春必病温"。

2. 环境温度过高或外来致病因素对人体的持续作用下，影响了机体本身的散热机制，使机体始终处于高热及高代谢状态，因此消耗大量的物质能量及体液，也易发生太阳温病。

在温病状态下，因本身就有体液损耗的情况，此时不可再用汗法治疗，若误用汗法发汗了，则会导致"身灼热"，与临床上的脱水热极为类似。脱水热是指机体因发汗严重导致失液后（由于皮肤蒸发的水分减少，使机体散热受到影响，出现皮温较高的情况，导致升高的血温无法通过体表正常散热）引发体温持续升高的现象。

所以，风温实际上是机体严重失液后体温持续升高的表现，"自汗出"描述的就是高热的表现；大量水分被蒸发导致血液黏滞度过高、血流速度减慢以及散热障碍，所以"身重"；脱水发生后，脑细胞最为敏感，中枢神经系统功能最先受到抑制，故"多眠睡、鼻息必鼾、语言难出"。

此时的治疗当以清热和生津为主。若再误用泻下的方法治疗，损耗了消化液，脱水的情况则更加严重。"小便不利"为机体自身补水补液的方式，说明机体仍有代偿能力；而"直视失溲"则说明了机体的中枢神经系统因失水失液受到严重影响，失去了自我调控能力，即将或已经进入失代偿状态。

机体本身处于高热脱水状态，若再误用艾灸等火疗的方法，血液中的红细胞遭到破坏而发生溶血，引起溶血性黄疸，故"身发黄色"；严重时组织细胞分解可导致高血钾，骨骼肌先兴奋后抑制，故而出现阵发性的抽搐震颤等。若被火熏之，一次误治还能扛得住，机体还有能力代偿，再次误治如若出现高血钾或低血钾，引发心脏停搏，机体进入失代偿状态，则会危及生命。

【原文】病有发热恶寒者，发于阳也；无热恶寒者，发于阴也。发于阳，七日愈，发于阴，六日愈；以阳数七，阴数六故也。(7)

【病理生理】病有发热恶寒者，说明机体的体温调节机制及防御能力完善，故曰病在阳，七天为一个周期；无热恶寒者，说明机体的体温调节机制及防御能力下降，微循环处于缺血缺氧的状态，故曰为病在阴，六天为一个周期。

【原文】太阳病，头痛至七日以上自愈者，以行其经尽故也。若欲作再经者，针足阳明，使经不传则愈。(8)

【病理生理】这一条说明太阳病七天为一个周期，可自愈，也可传变，可通过针刺穴位提前预防病情的发展，如针刺足阳明胃经上的足三里穴，可使病不传。

【原文】太阳病，欲解时，从巳至未上。(9)

【病理生理】此条从"人与天地相应"的观点，指出病证与时间的关系。

字面理解，巳时，即9～11时；午时，即11～13时；未时，即13～15时。"从巳至未上"即从上午9时至下午3时是太阳病的变化时段。

【原文】风家，表解而不了了者，十二日愈。(10)

【病理生理】风家，指常患或久患太阳病的人，或伤寒，或中风，或温病，虽然表解或者说外来致病因素已被清除，但因在这个过程中被损耗了的物质能量或体液尚未恢复，身体仍然感觉有些不舒服，比如乏力、疲惫等，为"不了了者"。此时不需要再用药物治疗，等待身体的正气自行恢复，这个时间段为十二日，七日表解后，复过一候（五日为一候），五脏元气始充，故十二日精神爽慧而愈。

本条再次说明人体的自愈功能与时间有关。待到外来致病因素消除后，还需要将养五天，人体的正气才能完全恢复。

【原文】病人身大热，反欲得衣者，热在皮肤，寒在骨髓也；身大寒，反不欲近衣者，寒在皮肤，热在骨髓也。(11)

【病理生理】这段文字描述了寒极生热和热极生寒两种不同的病理生理改变，这是疾病在发生发展过程中的变化，可出现所谓假热和假寒的现象。

"病人身大热，反欲得衣者，热在皮肤，寒在骨髓也"描述了寒极生热的变化，与低血容量性休克的发生机制类似。

休克病程分为三期，即微循环缺血期、微循环淤血期、微循环衰竭期。休克早期为微循环缺血期，其微循环变化特点是：微血管收缩痉挛，微循环血液灌注明显减少，少灌少流，灌小于流。此时患者的临床表现以四肢冰冷、身寒为主。如果休克的原始病因没有及时清除，组织缺血缺氧持续存在，休克将继续发展进入微循环淤血期，其微循环变化特点是：血液流速显著减慢，血液

"泥化"淤滞，组织缺血缺氧进一步加重，灌而少流，灌大于流，此时微血管由收缩变为扩张，患者虽然感觉身热，即"热在皮肤"，但仍然想加厚衣服。虽然患者微血管由收缩变为扩张，但始终处于组织缺血缺氧的状态，为"寒在骨髓"。寒在骨髓为原始病因，这即是寒极生热的发生机制。

"身大寒，反不欲近衣者，寒在皮肤，热在骨髓也"描述了热极生寒的变化，与高排低阻型的感染性休克发生机制类似。

感染初期，机体心排血量增高、外周阻力降低、皮肤血管扩张，临床表现为皮肤温暖、脉洪大有力、体温升高等一派热象，为身大热，为"热在骨髓"，因此不欲近衣。若此时没有及时消除病因，随着皮肤外周血管持续扩张，血管床容量持续增加（正常机体毛细血管仅有20%开放，80%处于闭合状态，微血管开闭呈交替状态），大量血液淤滞在扩张的血管内，就会影响回心血量，导致有效循环血量下降，微循环因此灌流不足，造成微循环缺血缺氧，继发组织器官的缺血缺氧，机体由身大热转为身大寒，为"寒在皮肤"。这是热极生寒的发生机制。

桂枝汤与体温持续期

【原文】太阳中风，阳浮而阴弱，阳浮者热自发，阴弱者汗自出，啬啬恶寒，淅淅恶风，翕翕发热，鼻鸣干呕者，桂枝汤主之。（12）

桂枝汤方

桂枝三两（去皮）　芍药三两　甘草二两（炙）　生姜三两（切）　大枣十二枚（擘）

上五味，㕮咀三味，以水七升，微火煮取三升，去滓，适寒温，服一升。服已，须臾，啜热稀粥一升余，以助药力。温覆令一时许，遍身漐漐微似有汗者益佳，不可令如水流漓，病必不除。若一服汗出病差，停后服，不必尽剂。若不汗，更服依前法。又不汗，后服小促其间，半日许，令三服尽。

若病重者，一日一夜服，周时观之。服一剂尽，病证犹在者，更作服。若汗不出，乃服至二三剂。禁生冷、黏滑、肉面、五辛、酒酪、臭恶等物。

太阳病，头痛，发热，汗出，恶风，桂枝汤主之。（13）

【病理生理】服用桂枝汤的时机是发热时相为体温持续期的太阳中风证。

"热自发，汗自出"，描述了机体自主启动体温调节机制以增加防御能力的方式。"热自发"为机体产热的状态，"汗自出"为机体开始散热的状态。

"啬啬恶寒"（皮肤血管收缩，皮肤血供减少）及"淅淅恶风"（竖毛肌收缩，毛发直立，对风最为敏感）为产热过程中的表现，所以怕冷怕风；"翕翕发热"为体温持续期时，机体产热和散热相对持平的状态，所以发热、汗出；"鼻鸣"为鼻塞、流鼻涕、打喷嚏的状态，为鼻腔黏膜对外源性发热激活物或者说冷刺激的一种防御反应，鼻腔黏膜充血，黏液分泌增加，通过流鼻涕、打喷嚏的方式防止外来致病因素继续侵入，这也是外来致病因素或者说外源性发热激活物侵入上呼吸道的最初表现；在机体产热的过程中，也就是交感神经兴奋时，胃肠消化液分泌减少，胃肠自上而下的蠕动功能受到影响，故而"干呕"。

从这个过程中可以看出，机体正在努力地调节体温，以增加抗病抗感染能力，但因能力有限，迟迟未能消灭外来致病因素，所以用桂枝汤帮助机体增加产热和散热的能力，协助机体快速消灭外来致病因素，使其从体温持续期到达体温下降期，所以桂枝汤为发热的正反馈调节方式。

桂枝汤的用药思考：桂枝、芍药合用可调节机体的产热和散热机制，既可以帮助机体祛除外来致病因素，又可以防止散热太过损耗津液；生姜、大枣、炙甘草合用可快速补充物质能量，保护细胞不受损害。

桂枝加葛根汤与面瘫

【原文】太阳病，项背强几几，反汗出恶风者，桂枝加葛根汤主之。（14）

桂枝加葛根汤方

葛根四两　麻黄三两（去节）　芍药二两　生姜三两（切）　甘草二两（炙）　大枣十二枚（擘）　桂枝二两（去皮）

上七味，以水一斗，先煮麻黄、葛根，减二升，去上沫，内诸药，煮取三升，去滓，温服一升，覆取微似汗，不须啜粥，余如桂枝法将息及禁忌。

【病理生理】太阳病，若出现头项强痛而恶寒，则为发热时相的体温上升期，此期产热大于散热，机体还没有明显的物质能量消耗，属太阳伤寒证。

若项背强几几，再加上汗出恶风，则说明太阳病进入发热时相的体温持续期，属太阳中风证，并伴有骨骼肌的强烈收缩战栗，说明机体的能量开始有所损耗。

在体温持续期，产热和散热相对持平，既有竖毛肌收缩（恶风）以产热，又有汗腺中枢兴奋（汗出）以散热，故而汗出恶风。同时，持续汗出恶风也说明机体的产热能力不够，始终达不到新的体温调定点的温度，若达到了，机体就有足够的能力清除外来致病因素，外来致病因素随着汗出增加被清除消灭，体温随着汗出增加进入发热时相的体温下降期而疾病痊愈。由于机体始终徘徊在产热和散热之间，僵持不下，造成了热量和能量的消耗，于是，机体为了募集更多的热量和能量，不得不加强骨骼肌战栗收缩频率，继而出现肌肉强直或强几几，由于伸肌表现更为明显，故而"项背强几几"。

另外，还有一些骨骼肌附着于器官（眼球）、皮肤（面肌）和黏膜（舌内肌），其功能也会因此受到影响。所以，当骨骼肌强烈收缩时，可引起面部肌肉痉挛、强直的面部中风，与临床周围性面神经麻痹类似。

面神经麻痹是一种常见的病，也称为面瘫。面神经麻痹的病因可分为中枢性面神经麻痹和周围性面神经麻痹。周围性面神经麻痹主要表现为口角歪斜、讲话漏风、眼裂变大、单侧闭眼、皱眉无力、不能顺利完成皱眉、闭眼、吹口哨等动作，同侧面部表情丧失、耳内或耳后疼痛等。诱发因素为寒冷。究其根本原因在于机体在产热过程中骨骼肌的强烈收缩战栗而引起，故可用桂枝加葛根汤治疗。

桂枝加葛根汤的用药思考：用桂枝汤增强机体的产热能力以调节产热、散热的平衡，加葛根补"水气"，使其在麻黄的作用下，自下而上，由里达表，既可以舒张骨骼肌，使骨骼肌放松下来，又可以增加骨骼肌的血流以补充损耗的热量和能量。

【原文】太阳病，下之后，其气上冲者，可与桂枝汤，方用前法。若不上冲者，不得与之。(15)

【病理生理】太阳病，本当发汗解表，却误用了下法，如果机体的体温调节机制没有受到影响，也没有体液的大量消耗，机体仍在积极努力地进行体温调节，表现为"其气上冲"，可酌情给与桂枝汤。若没有"气上冲"的表现，恐怕病已传里，就不可再用桂枝汤治疗了。

【原文】太阳病三日，已发汗，若吐、若下、若温针仍不解者，此为坏病，桂枝不中与之也。观其脉证，知犯何逆，随证治之。桂枝本为解肌，若其人脉浮紧，发热汗不出者，不可与之也。常须识此，勿令误也。(16)

【病理生理】太阳病持续了一段时间，用了汗法、吐法、下法、温针后，仍不好转，说明机体的体液、血容量等已有所损耗，组织器官的功能、代谢或形态结构已经有所变化，疾病已由表入里，或者原本有旧疾，不再是桂枝汤的治疗范畴了。具体治疗方法，当观其脉证特点，找到疾病的根本，随证治之。

桂枝汤可调节血管平滑肌的口径，既可以收缩外周血管以增加产热，又可以扩张外周血管以增加散热，双向调节产热与散热的机制。当机体出现脉浮紧、发热无汗的太阳伤寒证时，说明机体处于体温上升期，治疗当帮助机体从体温上升期到体温下降期，同时增加散热的力量，如麻黄汤，通过扩张外周血管及增加汗腺分泌来达到散热的目的。所以其人脉浮紧，发热汗不出者，不可给与桂枝汤。

【原文】若酒客病，不可与桂枝汤。得之则呕，以酒客不喜甘故也。(17)

【病理生理】经常喝酒之人，肝脏功能有所损伤，可导致肝脏代谢与免疫功能发生障碍，机体可出现一系列症状。比如，物质代谢障碍，可导致高血糖、高血脂、高尿酸等；凝血功能障碍，可导致出血等；激素灭活能力下降，如雌激素灭活能力下降，微小动脉扩张，可导致蜘蛛痣及肝掌等，若此时用桂枝汤继续扩张微动脉，可增加出血的风险。

如果儿茶酚胺类激素灭活能力下降，机体的体表外周及胃肠血流就会持续减少，严重影响胃肠功能，再加上抗利尿激素灭活能力下降，可造成水钠潴留，故而"得之则呕"。

凡是涉及组织器官的功能及结构损伤，病已由表入里，就已经超出了桂枝汤的治疗范畴，都不可用桂枝汤治疗。

【原文】喘家作桂枝汤，加厚朴杏子佳。(18)

【病理生理】"喘家"是指本身就有肺通气障碍的人或者说有呼吸系统疾病的人，这类人如果外感风寒表现为桂枝汤证，很容易再次诱发呼吸系统疾病。

原本就有呼吸系统疾病的人对各种致热原或环境温度的变化最为敏感，机体为了自保，呼吸道黏膜不得不分泌大量黏液以抗敌、防敌，这些黏液同时也会造成呼吸道的阻塞，所以治疗时在桂枝汤的基础上加厚朴和杏仁为最佳。

桂枝汤加厚朴杏子的用药思考：用厚朴舒张支气管平滑肌以调节呼吸道的管径，改善气道阻力以确保呼吸道的通畅；用苦杏仁保护呼吸道黏膜，并降低呼吸道黏膜对致热原的敏感性，减少黏液分泌以确保呼吸道的通畅。参考第43条。

【原文】凡服桂枝汤吐者，其后必吐脓血也。(19)

【病理生理】凡服用桂枝汤吐者，说明机体本身存在组织器官的功能障碍，比如肝功能障碍，可导致门脉高压，静脉回流受阻可引起消化道出血及水、电解质代谢紊乱等，若此时再服用桂枝汤舒张血管平滑肌，扩张外周血管，其后必吐脓血。

桂枝加附子汤与手脚抽筋

【原文】太阳病，发汗，遂漏不止，其人恶风，小便难，四肢微急，难以屈伸者，桂枝加附子汤主之。(20)

桂枝加附子汤方

桂枝三两（去皮）　芍药三两　甘草二两（炙）　生姜三两（切）　大枣十二枚（擘）　附子一枚（炮，去皮，破八片）

上六味，以水七升，煮取三升，去滓，温服一升。本云桂枝汤，今加附子，将息如前法。

【病理生理】太阳病，正常情况下，如果发汗，散热大于产热，体温应当下降，外来致病因素应当得到控制和驱除，继而汗止且体温恢复正常。若反而出现了汗漏不止的症状，说明其原始病因始终未清除，也就是说外来致病因素仍对机体持续作用，体温调定点因此始终保持在高水平，并未因散热增加而下移。

发汗后随着热量的损耗，使实际体温再次低于体温调定点，继而形成的冷刺激使机体被动性不停地产热以增加热量。当机体始终处于产热与散热交替进行的状态时，就会出现汗漏不止的情况，体液也会随之损耗，继而引发四肢抽搐。归根结底在于机体自身产热的能力不够或者说热能不足，没有足够的能力打败敌人，又或者说外来致病因素的力量太过强大，导致内生致热原对机体持续作用。

这种状态下，交感神经及运动神经会持续兴奋。交感神经兴奋时，外周皮肤血管收缩，竖毛肌收缩，以加强产热，故而"恶风"；交感神经兴奋时，直接抑制排尿反应，再加上体液损耗，所以有"小便难"；交感神经兴奋时，血液重新分布，通过减少体表外周微循环的血供以保证心、脑等重要脏器的血供，故四肢末梢的血流减少，其血管平滑肌处于相对收缩的状态。运动神经兴奋时，骨骼肌紧张度增加，骨骼肌战栗以增加产热，极易发生强直，再加上四肢末梢循环血供不足，所以四肢的伸肌更易发生强直，这便是"四肢微急，难以屈伸"的由来。应当用桂枝加附子汤治疗。

临床上可见到出汗过多手脚抽筋的案例，原因有二：

第一，大量流汗后，ATP（三磷酸腺苷）损耗，无法完成细胞膜内外钠钾离子正常流动，因为钠钾离子流动需要ATP提供能量，故而可造成低钠。低钠引起肌肉细胞膜内外电位发生剧烈变化，导致手脚肌肉痉挛，机体呈现热能流失后的恶寒、恶风的寒象。

第二，大量流汗后可直接造成水钠丢失，失水大于失钠，机体内会发生高渗性脱水。肌肉细胞钠离子减少，会影响细胞膜内外钠钾离子交换，也可引发手足肌肉抽搐，机体呈现恶热口渴的热象。

很显然，此条文描述的汗后手足肌肉抽搐当属第一种情况，为热能损耗后的表现，应该用桂枝加附子汤治疗。而第二种情况，即高渗性脱水或者说热惊厥引发的四肢肌肉抽搐绝对不可以用桂枝加附子汤治疗。

桂枝加附子汤的用药思考：用桂枝汤促进外周皮肤血管及四肢末梢的血液运行，在桂枝汤的基础上加了一味炮附子可直接提供热能，加强桂枝汤产热及散热的能力，让机体主动完成从体温上升期到体温持续期再到体温下降期的过程，从而有效清除外来致病因素，让机体恢复正常生理状态。同时，炮附子可促进肾上腺素的分泌，可强心、可收缩外周血管，可止汗敛津，有助于完成细胞膜内外钠钾离子正常流动。

桂枝去芍药汤、桂枝去芍药加附子汤与支气管痉挛

【原文】太阳病，下之后，脉促胸满者，桂枝去芍药汤主之。(21)

桂枝去芍药汤方

桂枝三两（去皮）　甘草二两（炙）　生姜三两（切）　大枣十二枚（擘）

上四味，以水七升，煮取三升，去滓，温服一升。本云桂枝汤，今去芍药，将息如前法。

若微寒者，桂枝去芍药加附子汤主之。(22)

桂枝去芍药加附子汤方

桂枝三两（去皮）　甘草二两（炙）　生姜三两（切）　大枣十二枚（擘）附子一枚（炮，去皮，破八片）

上五味，以水七升，煮取三升，去滓，温服一升。本云桂枝汤，今去芍药加附子，将息如前法。

【病理生理】太阳病，其治疗方法本应该是帮助人体主动调节体温以驱除并消灭外来致病因素，这种体温调节过程从产热增加再到散热增加，"汗法"应该是正确的治疗方法，但却用了泻下的方法。

误用泻下的方法之后，机体出现脉促、胸满，表现为脉率增快、胸闷憋气等。正常情况下，脉率等于心率，体温每升高1℃，心率平均增加18次/分。在一定范围内，心率加快可增加心排血量以满足组织器官的代谢需要，同时，心率加快、代谢率升高也可帮助机体产热，故下之后出现脉促说明机体仍然有较强的体温调节防御能力。

下之后出现胸闷憋气，原因在于泻下的药均为寒性，寒性的药可反射性地刺激支气管血管平滑肌，使之处于相对收缩的状态，继而影响正常的肺通气功能，故而胸满。

"下之后，脉促胸满者"，说明机体的体温调节机制尚强，病仍在太阳的

管辖区域，并未传变，可用桂枝去芍药汤治疗。

桂枝去芍药汤的用药思考：目的在于帮助机体增加心排血量、提高肺通气功能，以快速驱除外来致病因素。因为芍药有收缩支气管血管平滑肌的作用，不利于肺通气功能，还可牵制桂枝的作用，故而不用。

若下之后，不仅脉促胸满，还出现了微恶寒，说明下之后大量损耗了机体的热能，影响了机体的产热能力，儿茶酚胺类激素的分泌随之减少，使支气管平滑肌处于相对收缩状态，可造成肺通气障碍，所以在桂枝去芍药汤中加一味炮附子直接提供热能，既能增加心排血量以改善心率，又能解除支气管平滑肌的痉挛收缩以改善肺通气量。

这两种治疗方法与临床治疗支气管痉挛类似。支气管痉挛是一个急症，是支气管平滑肌强烈收缩的状态，是由多种疾病引起的支气管的一种功能状态，并非是独立的一个疾病。患者会突然出现喘憋、胸闷，或者持续加重的呼吸困难，伴有咳嗽或者没有咳嗽。临床治疗时，最主要的药物是支气管扩张剂加上激素，在支气管扩张剂的作用下，可快速扩张支气管，缓解支气管痉挛，类似桂枝去芍药汤的作用机制。如果是慢阻肺急性加重时出现的支气管痉挛，相对于支气管哮喘的急性发作来说，缓解起来就要困难得多，因为这些患者已经存在组织器官缺血缺氧的情况，所以治疗时在支气管扩张剂的基础上再加上全身激素的应用，类似桂枝去芍药加附子汤的作用机制，因为炮附子产生热能的机制就是通过促进肾上腺素分泌等完成的。

桂枝麻黄各半汤与风疹

【原文】太阳病，得之八九日，如疟状，发热恶寒，热多寒少，其人不呕，清便欲自可，一日二三度发。脉微缓者，为欲愈也。脉微而恶寒者，此阴阳俱虚，不可更发汗、更下、更吐也；面色反有热色者，未欲解也，以其不能得小汗出，身必痒，宜桂枝麻黄各半汤。(23)

桂枝麻黄各半汤方

桂枝一两十六铢（去皮）　芍药　生姜（切）　甘草（炙）　麻黄（去节）各一两（去节）　大枣四枚（擘）　杏仁二十四枚（汤浸，去皮尖及两仁者）

上七味，以水五升，先煮麻黄一二沸，去上沫，内诸药，煮取一升八合，去滓，温服六合。本云桂枝汤三合，麻黄汤三合，并为六合，顿服。将息如上法。

【病理生理】太阳病的病程发展中，可有机体抗病能力强大即将自愈的病理生理表现；也可有机体抗病能力衰弱而病情加重的病理生理表现；还有机体抗病能力与"敌人"旗鼓相当而病情僵持不解的病理生理表现。

太阳病，持续了八九天，出现了"如疟状"，也就是阵发性的发热，特点是发热伴恶寒，说明病仍在太阳；热多寒少，说明散热大于产热，发热时相在体温下降期；"不呕"，说明病情没有传变，没有少阳证；"清便欲自可"，说明病情没有传变，没有阳明证；"一日二三度发"，没有持续发热，一天中较少发热，说明体温已经开始下降；"脉微缓者"，脉象由浮紧转为微缓，说明战斗接近尾声，外来致病因素即将被消除，机体即将恢复正常。此段描述了机体抗病能力强大即将自愈的病理生理表现。

太阳病，持续了八九天，若出现了脉微而恶寒者，说明机体的抗病能力及体温调节能力均下降，机体没有足够的能力消除外来致病因素；此阴阳俱虚，说明太阳病发展过程中，机体的热能与物质能量均被持续大量消耗，产热机制及散热机制均受到影响，故抗病防御能力低下；"不可更发汗、更下、更吐也"，即此时的治疗不可再用汗、吐、下等损耗体液或能量的方法了。此段描述了机体抗病能力衰弱、病情有加重趋势的病理生理表现及治疗原则。

太阳病，持续了八九天，"面色反有热色者"，面色反红为外周血管扩张、皮肤血流增加、机体散热的表现，若此时散热大于产热，进入体温下降期，面色便会很快恢复正常，然而并没有出现这个情况，面色反而持续热色，外周血管持续扩张，会有轻微渗出，这说明虽在体温下降期，却是僵持不下，所以"未欲解也"；"以其不能得小汗出"，原因在于汗出不彻，仍有少量外来致病因素未被消除，也说明病仍在太阳；"身必痒"，为皮肤血管持续扩张、渗出增加的表现，皮肤可出现红疹或风团等；因仅剩少量外来致病因素，故宜用桂枝麻黄各半汤，小剂量的桂枝汤加上小剂量的麻黄汤以略微调节产热和散热能力，从而达到治疗的目的。此段描述了机体抗病能力与"敌人"旗鼓相当、病情僵持不解的病理生理表现及治疗方法。

桂枝麻黄各半汤证与临床获得性风疹类似。获得性风疹有潜伏期、前驱期、出疹期。潜伏期：14～21天；前驱期：1～2天，表现有低热，或中度发热、头痛、食欲减退、疲倦、乏力及咳嗽、打喷嚏、流涕、咽痛、结膜充血等轻微上呼吸道症状；出疹期：通常于发热1～2天后出现皮疹，皮疹初起呈细点状淡红色斑疹、斑丘疹或丘疹，直径2～3毫米，初见于面颈部，迅速扩展躯干四肢，1天内布满全身，但手掌、足底大都无疹。目前风疹在临床上没有特效治疗方法，一般采取卧床休息、流质或半流质饮食等方法，药物治疗主要用于对症治疗，常用药物有阿司匹林等以解热、抗炎。

桂枝麻黄各半汤的用药思考：可增强机体自主调节体温的能力，可促进体温调节中枢的作用机制，使体温自然而然地恢复正常，为发热的正反馈调节。而阿司匹林则是通过抑制体温调节中枢的作用机制，强行散热来达到降温的目的，为发热的负反馈调节。

【原文】太阳病，初服桂枝汤，反烦不解者，先刺风池、风府，却与桂枝汤则愈。(24)

【病理生理】太阳病，本当解表发汗，服用桂枝汤后，反而症状不缓解，可先针刺风池、风府穴，后再服用桂枝汤。

桂枝二麻黄一汤与阵发性发热

【原文】服桂枝汤，大汗出，脉洪大者，与桂枝汤如前法。若形似疟，一日再发者，汗出必解，宜桂枝二麻黄一汤。(25)

桂枝二麻黄一汤方

桂枝一两十七铢（去皮）　芍药一两六铢　麻黄十六铢（去节）　生姜一两六铢（切）　杏仁十六枚个（去皮尖）　甘草一两二铢（炙）　大枣五枚（擘）

上七味，以水五升，先煮麻黄一二沸，去上沫，内诸药，煮取二升，去滓，温服一升，日再服。本云：桂枝汤二分，麻黄汤一分，并为二升，分再服。今合为一方，将息如上法。

【病理生理】服桂枝汤后，可出现两种情况：

第一，"大汗出，脉洪大"，为散热机制障碍或亢进的表现，病情有传变的迹象，若此时仍有发热，则要考虑是否再用发汗解表的方法，再发汗可能会损耗体液引发脱水热，所以再服桂枝汤要慎重。"与桂枝汤如前法"应该不是继续服桂枝汤，而是需要考虑服用桂枝汤的适应证。此时的是否口渴就是鉴别要点，后一条文（26 条）就是补充此条。

第二，"若形似疟，一日再发者"，为阵发性发热，一天两次左右的发热，说明服用桂枝汤后虽然已经有效果，但仍有小股外来致病因素未被清除，故目前的治疗只需要稍稍增强体温调节能力，就能彻底消灭外来致病因素，桂枝二麻黄一汤为最佳选择。

桂枝二麻黄一汤的用药思考：取桂枝汤"十二分之五"的量来微调机体产热和散热的能力；取"九分之二"量的麻黄汤（麻黄、杏仁）来少少增加散热的能力，通过微发汗来消除留存的小股的外来致病因素。

白虎加人参汤与高渗性脱水

【原文】服桂枝汤，大汗出后，大烦渴不解，脉洪大者，白虎加人参汤主之。（26）

白虎加人参汤方

知母六两　石膏一斤（碎，绵裹）　甘草三两（炙）　粳米六合　人参三两

上五味，以水一斗，煮米熟汤成，去滓，温服一升，日三服。此方立夏后、立秋前乃可服，立秋后不可服，正月、二月、三月尚凛冷，亦不可与服之，与之则呕利而腹痛。诸亡血虚家，亦不可与，得之则腹痛利者，但可温之，当愈。

【病理生理】这一条紧接着上一条文描述服用桂枝汤大汗出后的另一种状况，即机体出现了失液或脱水的情况。

人体的主要散热部位是皮肤，汗腺通过汗液水分的蒸发增加散热以驱敌灭敌。刚从汗腺分泌出来的汗液与血浆是等渗的，但在流经汗腺管腔时，在醛固酮的作用下，汗液中的 Na^+ 和 Cl^- 被重吸收，最后排出的汗液是低渗液。因此，机体大量出汗时易导致血浆晶体渗透压升高，从而造成高渗性脱水，口渴为高渗性脱水的特征性临床表现。这是因为细胞外液渗透压增高，刺激了口渴中枢，导致口渴并主动摄水。同时由于"大汗出"造成整个机体体液容量减少，唾液分泌减少而出现口干舌燥，这时仅仅喝水是不能解渴的。

细胞外液高渗状态还会导致细胞内的水向细胞外转移引起细胞脱水，脑细胞最先反应，因而产生一系列中枢神经系统症状，故"大烦"；因大量失水导致散热障碍易造成高热，故"脉洪大"。所以，口渴不解、高热、汗出、烦躁为早期高渗性脱水的临床表现。

当机体出汗速度加快时，由于 NaCl 不能被充分吸收，汗液中的 NaCl 浓度较高，此时机体在丢失大量水分的同时，也丢失了一部分的 NaCl，因此，在短时间内大量出汗时应注意在补充水分的同时补充 NaCl，否则易引起水和电解质紊乱，甚至导致神经系统和骨骼肌组织的兴奋性改变而发生热痉挛。

热痉挛是一种高温中暑现象，在干热环境条件下劳动，出汗过度，随汗液排出很多 NaCl，可能导致发生肢体和腹壁肌肉的痉挛现象。若为高渗性脱水征，可首选白虎加人参汤治疗。

白虎加人参汤可治疗脱水热，脱水热主要发生于新生儿以及小婴儿，因为婴儿体表面积相对较大，皮肤血管丰富，呼吸较快，不自觉丢失液体量较多，

当饮水量不足时可导致一过性的体温升高，可能会表现突然发烧，体温高达40℃，烦躁、哭闹，有时还有脱水的症状，表现为口干、哭时眼泪少、尿量少、皮肤干燥等。

白虎加人参汤的用药思考：石膏、知母合用可降血温、清气热、止汗敛津；粳米、炙甘草可直接补充损耗的水分，稀释血液，降低血浆晶体渗透压；人参可提供物质能量、可促进机体的修复。

桂枝二越婢一汤与散热调节

【原文】太阳病，发热恶寒，热多寒少，脉微弱者，此无阳也，不可发汗，宜桂枝二越婢一汤。(27)

桂枝二越婢一汤方

桂枝（去皮） 芍药 麻黄 甘草（炙）各十八铢 大枣四枚（擘） 生姜一两三铢（切） 石膏二十四铢（碎，绵裹）

上七味，以水五升，煮麻黄一二沸，去上沫，内诸药，煮取二升，去滓，温服一升。本云：当裁为越婢汤、桂枝汤，合之饮一升；今合为一方，桂枝汤二分，越婢汤一分。

【病理生理】太阳病，发热恶寒，即机体通过体温调节机制来清除外来致病因素，是太阳病的特征表现；热多寒少，说明散热大于产热，为体温下降期，应该有"汗出"。但"脉微弱"，说明"此无阳也"，此时不可发汗。因为在体温下降期，随着外来致病因素的力量逐渐被削弱，机体的"水气"或者说体液也被消耗，当有口渴时，说明内热即将产生，若此时仅仅用温热发汗的方式治疗极易造成失液脱水，所以不可再用桂枝汤或麻黄汤发汗，应该用桂枝二越婢一汤方。

桂枝二越婢一汤的用药思考：机体的散热机制包括发汗和调节皮肤的血流量，桂枝汤扩张皮肤血管增加皮肤血流以散热，若仅加麻黄，会同时增加汗腺的分泌，以通过汗液散热，这样势必会造成体液流失或脱水，所以与石膏合用，意在清里热降血温，辅助机体降温解热，继而减少体液的流失。

桂枝去桂加茯苓白术汤与组织液回流

【原文】服桂枝汤，或下之，仍头项强痛，翕翕发热，无汗，心下满微痛，小便不利者，桂枝去桂加茯苓白术汤主之。(28)

桂枝去桂加茯苓白术汤方

芍药三两 甘草二两（炙） 生姜（切） 白术 茯苓各三两 大枣十二

枚（擘）

上六味，以水八升，煮取三升，去滓，温服一升。小便利则愈。本云：桂枝汤，今去桂加茯苓、白术。

【病理生理】服桂枝汤，或下之，仍头项强痛，翕翕发热，一方面说明机体的体温调节防御能力尚强，体温调节机制仍然正常运行，交感神经及运动神经持续兴奋，故而仍头项强痛，翕翕发热；另一方面说明虽然用了汗法和下法，外来致病因素依旧未被消除，其作用位置不在表也不在里，因为若为表则汗法有效，若为里则下法有效。

"无汗"，说明用了汗法和下法虽然也会造成体液损耗，但却没有大量水分流失的高渗性脱水的燥热之象，所以没有口渴、高热、大汗出的表现，其翕翕发热也不是脱水热，机体可能存在等渗性脱水或低渗性脱水的情况。

因为用了汗法和下法，造成了体液流失，机体因此启动了神经-体液调节机制，交感神经持续兴奋可刺激抗利尿激素（ADH）的释放，ADH与肾远曲小管和集合管的特异性受体结合，使肾小管上皮细胞对水的通透性增加，水沿着渗透梯度被动地重吸收，故而"小便不利"。如果此时机体已经出现因体液损耗而导致的等渗性脱水的表现，那么重吸收的水就会稀释血液导致血管内外渗透压失衡，影响组织液、淋巴液、静脉的回流，细胞外液因此相对增多，故而"心下满"。同时，ADH使内脏血管平滑肌收缩，产生加压作用，故而"微痛"。

"心下满微痛，小便不利"，即锁定了疾病当下的发生部位为心下（血管外细胞外组织间、第三间隙），也说明了疾病的病机为机体的组织液、淋巴液、静脉回流受到影响，积聚在了心下，细胞外液相对增多，应该用桂枝去桂加茯苓白术汤治疗。

桂枝去桂加茯苓白术汤的用药思考：因为病位不在体表，而且已经有体液的损耗，用桂枝恐其扩张外周血管反而增加细胞外液的生成，恐其辛热之性损耗津液，故去桂枝；因为需要帮助机体完成自身输液的调节机制，故在用芍药促进静脉回流的基础上再加茯苓、白术以促进组织液、淋巴液的回流。茯苓、白术合用可调节血浆晶体渗透压，可治疗水潴留；生姜、大枣、炙甘草可补充能量，防止体液的损耗。机体获得体液的补充，小便自然恢复正常。

甘草干姜汤与有效循环血量下降

【原文】伤寒脉浮，自汗出，小便数，心烦，微恶寒，脚挛急，反与桂枝欲攻其表，此误也。得之便厥，咽中干，烦躁，吐逆者，作甘草干姜汤与之，以复其阳；若厥愈足温者，更作芍药甘草汤与之，其脚即伸；若胃气不和，谵语者，少与调胃承气汤；若重发汗，复加烧针者，四逆汤主之。(29)

甘草干姜汤方

甘草四两（炙）　干姜二两

上二味，以水三升，煮取一升五合，去滓，分温再服。

芍药甘草汤方

白芍药　甘草（炙）各四两

上二味，以水三升，煮取一升五合，去滓，分温再服。

调胃承气汤方

大黄四两（去皮，清酒洗）　甘草二两（炙）　芒硝半升

上三味，以水三升，煮取一升，去滓，内芒硝，更上火微煮令沸，少少温服之。

四逆汤方

甘草二两（炙）　干姜一两半　附子一枚（生用，去皮，破八片）

上三味，以水三升，煮取一升二合，去滓，分温再服，强人可大附子一枚，干姜三两。

【病理生理】"伤寒脉浮，自汗出，小便数，心烦，微恶寒，脚挛急，反与桂枝欲攻其表，此误也"，这一段文字描述了机体最初的疾病状态及病因。

"伤寒脉浮"，为疾病的来路，从太阳伤寒而来。"自汗出，小便数，心烦，微恶寒"，为散热大于产热的状态，机体进入体温下降期。"脚挛急"，则进一步说明机体已经存在体液损耗的情况，其病情已经发生了变化，不再是单纯的体温调节机制能解决的问题了，而是防御升级，机体进入应激状态，即交感神经兴奋和肾上腺髓质分泌的短期应激反应。

受到各种内外环境因素及社会、心理因素刺激时所出现的全身性非特异性适应反应，称为应激反应。其本质是一种适应和防御反应，有利于维持自稳态和增强机体的适应能力。如持续寒冷、感染、脱水、贫血等均可刺激交感-肾上腺髓质系统兴奋，使去甲肾上腺素及肾上腺素分泌增加，出现心烦、心脏活动增加、流经肌肉血量增多、汗腺分泌增加、血液重新分布、代谢率升高、肺通气量增加等反应。

因流经肌肉血量增加、汗腺分泌增加，故而自汗出；心脏活动增加、心率加快会使心房血流量增加，心房血容量增加刺激心房肌细胞合成和释放心房钠尿肽，抑制肾远端小管和集合管对水、钠的重吸收，促进排水排钠，故而小便数；血液重新分布，外周血管收缩、心脑血流相对增加，以保证心脑等重要脏

器的功能，故而微恶寒；代谢率持续升高，增加了能量损耗，包括体液的流失，抽搐或抽筋为机体募集能量的表现，也为失液的反应，下肢血供最先受到影响，故而脚挛急。所以此时的治疗不能再用桂枝汤温热解表发汗了。若仍用桂枝汤，会加重失液或失血的状态，就是错误的治疗，故曰"反与桂枝欲攻其表，此误也"。

机体因误发汗导致失液，随着血容量的减少，有效循环血量也会受到影响。于是，机体为了维持血压和自稳态，就会持续兴奋交感-肾上腺髓质系统，除了对中枢效应产生较严重的影响，如烦躁等，外周效应表现得更为明显，主要表现在以下四个方面：

1. 外周血管持续收缩以维持血压，但长时间外周血供减少会导致微循环的缺血缺氧，"厥"即微循环缺血缺氧呈现的四肢冰冷状态，故而"得之便厥"。

2. 虽然腹腔内脏血管平滑肌持续收缩保证了重要脏器心、脑的供血，但同时可造成胃肠的缺血缺氧状态，导致胃肠蠕动减慢、消化能力下降等消化系统功能障碍，由于食物在胃肠道积滞，食欲不振、恶心呕吐等为常见症状，故而"吐逆"。

3. 交感神经持续兴奋会减少唾液腺、消化腺的分泌，以保证战备状态，故而咽中干。

4. 继续增加能量消耗。

所以，实际上厥、咽中干、烦躁、吐逆，是机体启动的急性应激反应，也是机体自救的代偿机制，此时机体仍然具备防御能力，但其抗损伤的能力开始逐渐减弱，机体的损伤已然显现，处于有效循环血量不足导致的微循环缺血缺氧的风险中。若微循环持续缺血缺氧，就会造成组织器官的灌流量不足，从而引发休克。当务之急的治疗当增强心肌收缩力，改善有效循环血流量，以提高微循环的灌流量，甘草干姜汤为首选。

甘草干姜汤的用药思考：增强心肌收缩力，改善微循环的缺血缺氧，还可增加组织细胞利用氧的能力，以防止组织器官的缺血缺氧，故曰"以复其阳"。

芍药甘草汤与局部血管平滑肌痉挛

用了甘草干姜汤后，微循环缺血缺氧的状态得到了改善，四肢末梢的血流开始增多，由冰冷转为温暖，若此时仍有脚挛急，则再用芍药甘草汤以促进局部的血液循环、解除局部血管平滑肌的痉挛，故曰"若厥愈足温者，更作芍药甘草汤与之，其脚即伸"。

正常情况下，心脏泵血通过相对稳定的心输出量和血管张力维持血压来保障微循环血氧供应。相对而言，甘草干姜汤增加心排血量以调节全身的血液循环，而芍药甘草汤调节血管张力以促进局部的血液循环。

调胃承气汤与水、电解质失衡

"若胃气不和，谵语者，少与调胃承气汤"，为误发汗后的另一种表现。误汗导致体液大量损耗，造成水、电解质代谢失衡，引发细胞外液高渗状态，轻、中度高渗性脱水对血容量的影响不大，主要以中枢神经系统症状为主，因细胞外液高渗可使细胞内的水向细胞外转移，继而引起细胞脱水，而脑细胞最为敏感，故而产生一系列的中枢神经系统症状，如抽搐、烦躁、谵语等。

同时，细胞外液高渗状态可激活细胞膜上的钠钾泵，促进钠钾交换，造成低血钾，使胃肠血管平滑肌处于麻痹状态，严重影响胃肠功能，故而胃中不和，可酌情给与调胃承气汤。若因此造成了肠梗阻，则酌情给与大、小承气汤。调胃承气汤证与临床上因水、电解质代谢紊乱造成的急性胃轻瘫类似，待到阳明篇 207 条时再详解。

四逆汤与休克早期

"若重发汗，复加烧针者，四逆汤主之"，机体本身存在失液、失血的情况，微循环已经处于缺血缺氧的状态，若再用发汗及热疗的方法损耗体液，就会直接导致组织器官的缺血缺氧，继而引发休克。

休克是指机体在严重失血失液、感染、创伤等强烈致病因素作用下，有效循环血量急剧减少，组织血液灌流量严重不足，以致各重要生命器官和组织细胞发生功能、代谢障碍及结构损害的全身性病理过程。休克早期为休克代偿期，既有微循环缺血缺氧，也有组织器官血液灌注减少，临床表现有脉搏细数、脉压差小、脸色苍白、四肢冰冷、烦躁不安、尿量减少、肛温下降、肠道屏障损伤、冷汗等，此时应该用四逆汤治疗。

四逆汤的用药思考：心脏的动力、血容量的充足、血管床容量正常，共同维护正常的血液循环及组织灌注量，四逆汤可以强心扩容、改善组织灌流量、增加组织器官利用氧的能力。

【原文】问曰：证象阳旦，按法治之而增剧，厥逆，咽中干，两胫拘急而谵语。师曰言夜半手足当温，两脚当伸，后如师言。何以知此？

答曰：寸口脉浮而大，浮为风，大为虚，风则生微热，虚则两胫挛。病形象桂枝，因加附子参其间，增桂令汗出，附子温经，亡阳故也。厥逆，咽中干，烦躁，阳明内结，谵语烦乱，更饮甘草干姜汤。夜半阳气还，两足当热，胫尚微拘急，重与芍药甘草汤，尔乃胫伸，以承气汤微溏，则止其谵语，故知病可愈。（30）

【病理生理】此条文主要是解释上一条文，怀疑有误。误发汗后，出现了厥逆、咽中干、烦躁且伴有阳明内结、谵语烦乱之象，这从机理上说不通。

参考阳明病篇第181条："问曰：何缘得阳明病？答曰：太阳病，若发汗，若下，若利小便，此亡津液，胃中干燥，因转属阳明。不更衣，内实，大便难者，此名阳明也。"第182条："问曰：阳明病，外证云何？答曰：身热，汗自出，不恶寒，反恶热也。"

以上两条说明了阳明病的来路，为亡津液、失液，也说明了阳明病的主要临床表现，即身热，汗自出，不恶寒反恶热，不大便、大便难，所以阳明内结为阳明热燥之证，与临床高渗性脱水所引发的一系列水、电解质代谢紊乱类似。

高渗性脱水的发病特征主要是细胞内液减少，细胞内液向细胞外转移，以稀释细胞外液高渗状态。早期血容量未见减少，可继发早期的高排低阻型的暖休克。而甘草干姜汤治疗的是有效循环血量相对不足或者说心排出量不足的情况，可继发早期低排高阻型的冷休克。高排低阻与低排高阻截然相反，治疗也完全不同，所以怀疑有误。

辨太阳病脉证并治中

葛根汤与面瘫

【原文】太阳病，项背强几几无汗恶风，葛根汤主之。（31）

葛根汤方

葛根四两　麻黄三两（去节）　桂枝二两（去皮）　芍药二两　生姜三两（切）　甘草二两（炙）　大枣十二枚（擘）

上七味，以水一斗，先煮麻黄、葛根，减二升，去白沫，内诸药，煮取三升，去滓，温服一升，覆取微似汗，余如桂枝法将息及禁忌，诸汤皆仿此。

太阳与阳明合病者，必自下利，葛根汤主之。（32）

【病理生理】太阳病，头项强痛而恶寒，为体温上升期，或已发热，或未发热，无汗，说明此期产热大于散热，机体还没有明显的物质能量消耗。

此条则已由恶寒转为恶风，说明体温上升期持续了一段时间，若"项背强几几"，即骨骼肌持续战栗产热，说明已经伴有能量的消耗了。为了募集更多的能量，骨骼肌必须加强收缩频率，因而出现强几几的表现，由于伸肌表现更为明显，故而项背强几几。

"太阳病，项背强几几，无汗恶风"，这一系列表现说明机体在体温上升期因持续产热而损耗了能量，应该用葛根汤治疗。

葛根汤的用药思考：葛根汤在桂枝汤的基础上加了麻黄、葛根。麻黄助桂枝增加产热进而散热驱寒，再加葛根，舒张骨骼肌、增加骨骼肌血流以补充能量。

和桂枝加葛根汤一样，葛根汤亦可以治疗周围性面神经麻痹。葛根汤与桂枝加葛根汤的用药配伍基本相同，原文可能有误，在麻黄的应用上历来有争议。笔者认为，桂枝加葛根汤可根据患者的出汗情况自行调整麻黄的用量，可用可不用，主要是加葛根，而葛根汤则是定式。

太阳病，如果涉及体液、物质能量的损耗，因而造成胃肠功能障碍，即为太阳阳明合病。此时除了骨骼肌强烈收缩外，胃肠血管平滑肌也处于收缩状态，胃肠的消化吸收功能因此受到影响，势必造成胃肠排空障碍。若因此而自下利，说明机体尚有较强的调节能力，胃肠内容物可以刺激副交感神经来做自我调节。

副交感神经兴奋，胃肠血流增加，胃肠蠕动能力增强，必会除去胃肠中滞留的内容物，故必自下利，或不下利但呕。若自下利，说明胃肠自我调节能力尚强，病尚未完全传里，只是影响了胃肠的功能，故仍可用葛根汤治疗。

葛根加半夏汤与非感染性急性胃肠炎

【原文】太阳与阳明合病，不下利，但呕者，葛根加半夏汤主之。(33)

葛根加半夏汤方

葛根四两　麻黄三两（去节）　生姜二两（切）　甘草二两（炙）　芍药二两　桂枝二两（去皮）　生姜二两（切）　半夏半升（洗）　大枣十二枚（擘）　半夏半升（洗）

上八味，以水一斗，先煮葛根、麻黄，减二升，去白沫，内诸药，煮取三升，去滓，温服一升，覆取微似汗。

【病理生理】此条是讲太阳阳明合病，是太阳病病程发展的一种表现。

"太阳之为病，脉浮，头项强痛"，描述了外来致病因素入侵人体时，人体最初的防御反应是以增加产热和减少散热为主。机体一方面兴奋运动神经，使骨骼肌收缩战栗以增加产热；一方面兴奋交感神经，使皮肤外周血管收缩以减少散热，使腹腔内脏血流减少以保证重要脏器心、脑的血供。在这个过程中，体表外周及胃肠血流减少，再加上体液损耗，病情将会进一步发展。

相对而言，皮肤外周属表，为太阳管辖区域，内脏胃肠属里，为阳明管辖区域，太阳阳明合病，势必影响胃肠的功能，造成胃肠排空障碍，所谓"阳明之为病，胃家实是也"。当机体出现"自下利"或"但呕不下利"的症状时，说明机体仍有较强的自身调节能力，通过兴奋副交感神经以增加胃肠血流、促进胃肠排空，这也说明胃肠黏膜本身并未受损，自下利或但呕不下利均为机体促进胃肠排空的方式。

究其根本原因，病从太阳伤寒而来，机体在启动体温调节防御机制的过程中损耗了能量，影响了胃肠的功能，故仍用葛根汤或葛根加半夏汤。

葛根汤证、葛根加半夏汤证与临床上非感染性急性胃肠炎类似，进食生冷等刺激性强的食物，摄入有毒植物、化学毒素等，服用胃肠道刺激性药物、酗酒、海鲜过敏等，均可引起非感染性急性胃肠炎，常见症状恶心、发热、头痛、肌痛、呕吐、腹泻，若伴随有发热、恶风、无汗，可酌情给与葛根汤或葛根加半夏汤。

葛根黄芩黄连汤与感染性急性胃肠炎

【原文】太阳病，桂枝证，医反下之，利遂不止，脉促者，表未解也；喘而汗出者，葛根黄芩黄连汤主之。(34)

葛根黄芩黄连汤方

葛根半斤　甘草二两（炙）　黄芩三两　黄连三两

上四味，以水八升，先煮葛根，减二升，内诸药，煮取二升，去滓，分温再服。

【病理生理】太阳病，桂枝汤证，当用发汗解表的方法治疗，却误用了泻下的方法，损耗了胃肠的津液，使肠道屏障功能发生障碍。

肠道内存在着很多细菌，各类细菌间相互制约，相互依存，构成一个巨大而复杂的生态系统。正常情况下，肠道具有屏障作用，由机械屏障、化学屏障、免疫屏障与生物屏障共同构成，防止肠内的有害物质如细菌和毒素穿过肠黏膜进入人体内其他组织、器官和血液循环。

若肠液大量损耗便会打破这种生态平衡，细菌、病毒、寄生虫等极易滋生和繁殖，对肠道黏膜造成一定的损伤，此时机体为了自保，减少肠道黏膜的损伤，不得不兴奋副交感神经，刺激肠道的分泌以增强化学屏障，增强肠道平滑肌的蠕动以巩固生物屏障，因肠道黏液增多及运动过快而引发持续性腹泻，故

"利遂不止"。

"脉促者,表未解也",则说明虽然机体的防御能力尚强,但外来致病因素仍未被清除。"喘而汗出"表明随着胃肠津液的流失,体液被损耗,因而交感神经兴奋性增加,通过扩张支气管、增加肺泡通气量使呼吸加深加快,以增加机体的供氧量,同时刺激汗腺分泌,通过汗出以增加散热,故喘而汗出。此为机体的防御反应,再次说明利遂不止为机体的防御措施,故用葛根黄芩黄连汤治疗。

葛根黄芩黄连汤的用药思考:用大剂量的葛根可抑制胃肠平滑肌过度蠕动,可补充胃肠津液以维护肠道黏膜屏障,佐以黄芩、黄连抗炎、抗损伤以改善胃肠道的高动力状态。

葛根黄芩黄连汤证与临床上的感染性腹泻(即急性胃肠炎)类似,临床表现主要有发热、呼吸急促、里急后重、腹泻、稀水便等。葛根黄芩黄连汤还可以治疗腹泻后诱发的支气管哮喘。

麻黄汤与体温上升期

【原文】太阳病,头痛发热,身疼,腰痛,骨节疼痛,恶风,无汗而喘者,麻黄汤主之。(35)

麻黄汤方

麻黄三两(去节) 桂枝二两(去皮) 甘草一两(炙) 杏仁七十个(去皮尖)

上四味,以水九升,先煮麻黄,减二升,去上沫,内诸药,煮取二升半,去滓,温服八合,覆取微似汗,不须啜粥,余如桂枝法将息。

太阳与阳明合病,喘而胸满者,不可下,宜麻黄汤。(36)

太阳病,十日以去,脉浮细而嗜卧者,外已解也;设胸满胁痛者,与小柴胡汤;脉但浮者,与麻黄汤。(37)

【病理生理】麻黄汤治疗发热时相为体温上升期的太阳病,其表现为头痛发热、身疼、腰痛、骨节疼痛、恶风、无汗而喘。

当环境温度过低时引起的体表温度降低,冷敏神经元就会把信息传递给体温调节中枢,当实际温度低于体温调定点温度时,体温调节中枢就会下达产热增加、散热减少的指令给效应器,所以发热、无汗,最终使体温升高至体温调定点的温度以提高机体防御反应。所以,人体最初的防御反应以增加产热和减少散热为主,在这个过程中,脑血管相对扩张,脑血流相对增加,因为颅腔相对固定密闭,所以颅内压相对增加,此时大脑的温度最先升高,这便是头痛的缘由。

外周皮肤血管收缩和骨骼肌战栗以加强产热，持续产热时肌肉对氧的需求量大幅增加，机体氧供相对不足、糖无氧酵解相对增强，就会出现肌肉疼痛；当骨骼肌战栗收缩时也会与骨骼关节形成一个牵张力，所以腰痛、骨节疼痛。此时竖毛肌也处于收缩状态，毛发直立，所以恶风；同时，因为机体在产热的过程中需要大量的氧气供给，所以会兴奋呼吸中枢，增加肺通气量，使呼吸加深加快，故无汗而喘。

麻黄汤的用药思考：麻黄、桂枝可帮助人体完成产热的过程，推进人体从体温上升期到体温持续期再到体温下降期的体温调节过程，帮助人体完成降温的终极目标。所以，麻黄汤也是发热的正反馈调节方式。

太阳与阳明合病，机体除了有头痛发热、身疼、腰痛、骨节疼痛、恶风、无汗等太阳病的临床表现外，还伴有胃肠排空障碍等阳明病的临床表现。在此基础上若有"喘而胸满"的临床表现，则说明人体仍在产热的过程中，为了增加机体的氧供而使呼吸加深加快，此时机体仍处于体温上升期。在此过程中，为了保证重要脏器心、脑的供血而减少胃肠血流，伴有胃肠蠕动能力减弱致胃肠排空障碍，此时不可用泻下的方法，可酌情给与麻黄汤先解决根本问题，消除外来致病因素。

太阳病，发病十天以后，会有三种情况：

第一，脉浮细而嗜卧者，说明外邪已经化解，脉浮细提示外来致病因素的力量被消弱，同时伴有物质能量的消耗，嗜卧则为"战斗"后修复的状态。

第二，如果出现了胸满胁痛，并伴有恶心、呕吐等少阳证，则说明病情有了更进一步的发展，机体处于抗损伤的应激状态中，可给与小柴胡汤治疗。

第三，如果出现胸满，但没有恶心呕吐等症，只是脉浮，则说明外来致病因素仍然作用，仍有头痛发热、身疼、腰痛、骨节疼痛、恶风、无汗等，其胸满仅是机体为了增加供氧量而使呼吸加深加快的表现，仍然可用麻黄汤治疗。

大青龙汤与稽留热

【原文】太阳中风，脉浮紧，发热，恶寒，身疼痛，不汗出而烦躁者，大青龙汤主之。若脉微，汗出恶风者，不可服之。服之则厥逆，筋惕肉瞤，此为逆也。(38)

大青龙汤方

麻黄六两（去节）　桂枝二两（去皮）　甘草二两（炙）　杏仁四十枚（去皮尖）　生姜三两（切）　大枣十二枚（擘）　石膏如鸡子大（碎）

上七味，以水九升，先煮麻黄，减二升，去上沫，内诸药，煮取三升，去滓，温服一升，取微似汗。汗出多者，温粉粉之。一服汗者，停后服。若复服，汗多亡阳遂虚，恶风烦躁，不得眠也。

伤寒，脉浮缓，身不疼，但重，乍有轻时，无少阴证者，大青龙汤发之。(39)

【病理生理】太阳中风，发热，汗出，恶风，脉缓。太阳中风属发热时相的体温持续期，此时期产热与散热同时进行，故当有汗出，脉当浮缓。

然而此条却是"脉浮紧，发热恶寒，身疼痛，不汗出"，说明外来致病因素的力量太过强大，机体不得不持续增加产热，升高体温以增强防御能力，因而造成机体产热过多。机体在此时的状态就好像一个热气球，内部不停产热，外表却是密闭而绷紧的状态。

由于机体产热过多，使体温始终维持在高水平，与临床稽留热类似。稽留热是临床上常见的一种热型，体温上升后即维持在 $39 \sim 40℃$ 的高水平，达数天或数周，24 小时内体温波动范围不超过 $1℃$，常见于大叶性肺炎、斑疹伤寒及伤寒高热期、脑膜炎等。故临床表现以脉浮紧、高热、寒战、身疼痛、不出汗而烦躁为主的疾病均可用大青龙汤治疗。

大青龙汤的用药思考：虽然因机体产热过多而造成诸多症状，但其持续产热的目的是为了消除外来致病因素，所以在麻黄汤的基础上加倍麻黄帮助机体加强散热以灭敌驱敌，加生姜、大枣以补充能量，加石膏以制约过热并帮助机体降温。如若脉微弱、汗出恶风，则说明机体已经开始散热，此时绝对禁止服用大青龙汤，若再服用大青龙汤强力散热，只会大大损耗体液导致机体出现水、电解质代谢紊乱，甚至造成组织器官的缺血缺氧，故曰"服之则厥逆，筋惕肉瞤，此为逆也"。

太阳伤寒，脉当浮紧，第 39 条却脉浮缓，则说明机体已经处于体温持续期。

如果汗腺分泌增加和皮肤血管舒张，骨骼肌的战栗及寒战现象消失，即有脉浮缓，并伴有汗出、身不疼、体温下降的表现时，说明病情好转，即将痊愈。

如果是在脉浮缓的同时，仍有发热、恶寒、无汗，则说明虽然机体体温始终维持在一定高度，血温持续较高水平，散热时皮肤浅层血管舒张，但汗腺分泌却受到了阻碍。同时，机体持续高温、高代谢状态产生了较多的代谢水及代谢产物，因持续无汗不能随汗液及时排出，则有"身不疼，但重，乍有轻时"。说明机体存在轻微水肿或炎症反应（由于代谢产物可扩张血管并增加其通透性，导致炎性渗出的情况），机体的防御机制仍然很强，故仍可用大青龙汤治疗。

少阴病之真武汤证也有身重、水肿的表现，但脉当沉紧，可与大青龙汤证进行鉴别，在后面涉及真武汤证时会详细讲解。

小青龙汤与肺水肿

【原文】伤寒，表不解，心下有水气，干呕，发热而咳，或渴，或利，或噎，或小便不利，少腹满，或喘者，小青龙汤主之。(40)

小青龙汤方

麻黄（去节）　芍药　细辛　干姜　甘草（炙）　桂枝各三两（去皮）　细辛各三两　五味子半升　半夏半升（洗）

上八味，以水一斗，先煮麻黄，减二升，去上沫，内诸药，煮取三升，去滓，温服一升。

若渴，去半夏，加栝楼根三两；若微利，去麻黄，加荛花如一鸡子，熬令赤色；若噎者，去麻黄，加附子一枚，炮；若小便不利，少腹满者，去麻黄，加茯苓四两；若喘，去麻黄，加杏仁半升（去皮尖）。且荛花不治利，麻黄主喘，今此语反之，疑非仲景意。

伤寒，心下有水气，咳而微喘，发热不渴。服汤已，渴者，此寒去欲解也。小青龙汤主之。(41)

【病理生理】太阳伤寒，属发热时相的体温上升期，必恶寒、无汗、体痛、脉浮紧等，机体维持体温上升期状态为"伤寒，表不解"。

"伤寒，表不解"，交感神经必然持续兴奋，为了增加机体的氧供，肺血管也会持续扩张而导致呼吸道黏膜充血水肿，此时若再受寒邪侵扰则会处于过度反应状态，表现出敏感而过强的支气管平滑肌收缩反应，造成气道缩窄，同时伴有黏液腺及杯状细胞的黏液分泌增加，使气道阻力变大，影响到肺通气，即肺与外界环境之间的气体交换过程。

随着气道阻力的加大，胸膜腔负压也会增加。胸膜腔负压的生理意义在于：既有利于肺扩张增加肺泡通气量，又有利于静脉血与淋巴回流。若胸腔负压因气道阻力持续升高，反而影响呼吸道气体的交换及静脉回流，引发肺换气功能障碍，即氧气在肺泡通过呼吸膜与血液进行交换的障碍。同时也会造成组织液、淋巴液的回流障碍，导致组织间液或第三间隙液的潴留，故曰"心下有水气"。

"干呕，发热而咳"，说明机体的体温调节防御机制尚强，因体温上升期产热大于散热，交感神经兴奋，胃肠道血管平滑肌处于收缩状态，影响其消化功能，故干呕发热。

"咳"，则锁定疾病目前发生的部位主要在呼吸系统。咳嗽属于人体的一种保护性反射动作，也就是说当呼吸道内积存多余的黏液分泌物，就会引发机体的反射反应，并通过咳嗽将它们排出以减轻气道阻力，发热而咳是人体的防御抗敌机制。再结合"心下有水气"综合来看，机体同时存在轻微水肿的情况，尤其是肺水肿。

小青龙汤证与大青龙汤证的轻微水肿的病因不同，小青龙汤证的轻微水肿与静脉、组织液、淋巴回流受阻有关，为心下有水气；大青龙汤证的轻微水肿与血管扩张、通透性增加有关，为炎性渗出的表现。就咳喘而言，小青龙汤证为支气管持续收缩引发的咳喘，大青龙汤证为支气管持续扩张引发的咳喘。

小青龙汤的用药思考：用麻黄、桂枝以散寒解表，加芍药、炙甘草促进静脉回流，加半夏以降解稀释黏液，加干姜、细辛、五味子增强心肌收缩力、疏通呼吸道、促进肺循环以改善肺通气及增强肺换气。

"或渴"，疑非仲景意，因为"渴者，此寒去欲解也"，表寒已解，支气管平滑肌不再过强收缩，气道阻力及胸腔负压不再持续升高，心下水气不会再形成，胃肠血管血流恢复正常，不会再有干呕发热而咳，机体开始需要补充能量进行自我修复，故而说"渴者，此寒去欲解也"，不可再用小青龙汤。

"或利"，疑非仲景意，若有下利，恐表邪已入里，必伴有消化液的大量流失，怎么可能再用麻黄、桂枝辛散耗津之药发汗？

"或噎"，若出现了呼吸困难，则有呼吸功能衰竭的风险，势必引起肺脏和心脏的损伤性变化，比如出现肺淤血和肺心病，已经超出小青龙汤的治疗范围了。

"或小便不利、少腹满"，疑非仲景意。小青龙汤的"心下有水气"为机体的自我调节机制，随着细胞外液的增多，将会稀释血浆晶体渗透压，机体为了预防低渗状态会增加小便的量以维持水、电解质的平衡，所以小便当利。若是出现小便不利、少腹满，一种可能是机体的津液或有效循环血量已然不足，因而抗利尿激素分泌增加故而小便不利；另一种可能是机体的排水机制出现了问题。然而"或小便不利、少腹满"假设下的这两种可能涉及的问题均超出了小青龙汤的治疗范畴。

"或喘"，因寒或缺氧等引发的气道狭窄和气道阻力增加所导致的喘，可用小青龙汤治疗。

【原文】太阳病，外证未解，脉浮弱者，当以汗解，宜桂枝汤。（42）

【病理生理】此条是麻黄汤和桂枝汤的鉴别点。

太阳病持续了几日，头项、强痛、恶寒等表证仍未解，若处于发热时相的体温上升期，则产热大于散热，脉当浮紧，是麻黄汤证。如果脉由浮紧转为浮弱，则说明病情有所变化，产热开始减少，散热开始增加，测量体温应当是处于体温持续期，此时的治疗宜用桂枝汤。

桂枝加厚朴杏子汤与气道狭窄

【原文】太阳病，下之，微喘者，表未解故也，桂枝加厚朴杏子汤主之。（43）

桂枝加厚朴杏子汤方

桂枝三两（去皮）　甘草二两（炙）　生姜三两（切）　芍药三两　大枣十二枚（擘）　厚朴二两（炙，去皮）　杏仁五十枚（去皮尖）

上七味，以水七升，微火煮取三升，去滓。温服一升，覆取微似汗。

【病理生理】太阳病，误用了下法后，出现了微喘的症状，说明表证不但未解还对呼吸道造成了一定的影响。

攻下药通常为凉药，可以兴奋迷走神经。迷走神经兴奋可增加胃肠血流，促进消化道的蠕动，同时可减少肺血流、收缩支气管血管平滑肌。如果机体本身存在呼吸系统方面的疾病或隐患，可因下法导致气道狭窄等诱发，故言"下之微喘"。

桂枝加厚朴杏子汤的用药思考：如果此时太阳病表证仍未解，治疗时可在桂枝汤的基础上加厚朴和杏仁，用厚朴调节气道管径以扩张支气管，防止气道狭窄造成的肺通气障碍，用杏仁保护呼吸道黏膜、减少黏液分泌以确保呼吸道的通畅。

【原文】太阳病，外证未解，不可下也，下之为逆，欲解外者，宜桂枝汤。（44）

太阳病，先发汗不解，而复下之，脉浮者不愈。浮为在外，而反下之，故令不愈。今脉浮，故在外，当须解外则愈。宜桂枝汤。（45）

【病理生理】这两条说明了太阳病的治疗原则。

若太阳病外证未解，即仍有头项强痛、恶寒、恶风、脉浮等症状，说明病还在表、在太阳，还未入里、入阳明，此时不可用下法。若用了下法则"为逆"，是错误的，应该用桂枝汤。

太阳病，先用了汗法，表证未解，又用了下法，脉浮则说明表证仍未解。脉浮说明病仍在太阳，此时仍然可用汗法，但却用了下法，以致表邪或外来致病因素仍未被消灭，故表证仍在，应该继续用汗法驱敌以解外，桂枝汤最为适合。

以上这两条分别从脉证的两个方面指出了太阳病的治疗原则，即外证未解、脉浮者，均当酌情给与桂枝汤治疗。

【原文】太阳病，脉浮紧，无汗，发热，身疼痛，八九日不解，表证仍在，此当发其汗。服药已，微除，其人发烦，目瞑，剧者必衄，衄乃解，所以然者，阳气重故也。麻黄汤主之。(46)

太阳病，脉浮紧，发热身无汗，自衄者愈。(47)

【病理生理】这两条说明了太阳病解表散热的两种方式，即机体通过扩张外周血管和汗腺分泌以散热。

若"脉浮紧，无汗，发热，身疼痛，八九日不解"，则为太阳伤寒证，当用麻黄汤辅助机体的体温调节中枢进行正反馈调节，最终刺激汗腺分泌以解表发汗。

服麻黄汤后，表邪微除，皮温有所下降，但血温仍有余热未散，大脑的温度仍高，故而出现发烦、目瞑。机体为了自保，不得不大力扩张微血管、增加微血管的通透性以散血温，流鼻血即为机体散热的方式，所以衄乃解。其原因在于本来血温就高，再加上用麻黄汤温热发汗，表邪只是微除，故血温更高，故谓"阳气重故也"。

"太阳病，脉浮紧，无汗，发热，身疼痛，八九日不解"，也很有可能为持续高温的大青龙汤证，此时却用了麻黄汤，造成汗出不彻、血温不降的局面，故而发烦、目瞑，机体为了自保，不得不通过鼻子出血的方式快速降温。

【原文】二阳并病，太阳初得病时，发其汗，汗先出不彻，因转属阳明，续自微汗出，不恶寒。若太阳病证不罢者，不可下，下之为逆，如此可小发汗。设面色缘缘正赤者，阳气怫郁在表，当解之、熏之；若发汗不彻，不足言阳气怫郁不得越，当汗不汗，其人躁烦，不知痛处，乍在腹中，乍在四肢，按之不可得，其人短气，但坐，以汗出不彻故也，更发汗则愈。何以知汗出不彻？以脉涩故知也。(48)

【病理生理】太阳初得病时，当发其汗，汗出病却未解，却因失液而病情更进一层，转属阳明燥证，继而出现汗自出、不恶寒等阳明外证，治疗也应该用下法。

若汗出后太阳表证仍在，则不可用下法，用下法即为误治，可再用汗法小发汗微调。

如果汗出后面色赤，则说明病邪没有随汗完全排除，仍有小股外来致病因素在表，当用小发汗法（如桂枝麻黄各半汤）微调解表。

如果发汗后表证仍在，当再发汗却未发汗，继而出现躁烦，不知痛处，乍在腹中，乍在四肢，按之不可得，其人短气，但坐（只能坐，平卧则短气）等症状，则说明已经因汗出不彻导致散热障碍而生内热了，此时仍可再用汗法（如大青龙汤或桂枝二越婢一汤）。

如何知道汗出不彻？因为脉象浮紧或涩而有力，气机不畅（汗出不彻，散热障碍），血行受阻（血液循环受到阻碍，血温高），则脉涩而有力也。

【原文】脉浮数者，法当汗出而愈，若下之，身重心悸者，不可发汗，当自汗出乃解。所以然者，尺中脉微，此里虚，须表里实，津液自和，便自汗出愈。（49）

【病理生理】太阳病，若脉浮数，理应解表发汗即可痊愈。但若误用了下法损耗了体液，导致有效循环血量减少，机体就会启动神经-体液调节机制，使促进水重吸收的激素分泌增加以完成自身输液，使心率加快提高心排血量以促进血液的正常循环。长此以往，反而会导致水潴留及心肌缺血，故而出现身重、心悸等症，这也说明病已入里，已经影响了组织器官的功能，此时不可再用汗法损耗体液，待到机体的代偿机制修复了损耗，血容量得到了补充，机体便会恢复正常运行。"自汗出"为机体气血充足或者说体液恢复的标志性表现，故"当自汗出乃解"。

之所以如此，判断依据是尺中脉微，即有效循环血量不足而使微循环处于缺血缺氧的风险之中，也就是里虚的状态，必须待到"里"之有效循环血量改善、"表"之微循环运行正常，津液自会充足，所以自汗出则愈。

【原文】脉浮紧者，法当身疼痛，宜以汗解之。假令尺中迟者，不可发汗。何以知然？以荣气不足，血少故也。（50）

【病理生理】太阳病，脉浮紧，理应有身疼痛的症状，宜用汗法解表。假若脉象尺中迟，则说明血液中有水分的损耗，血液浓缩、血液黏滞度增高影响了血液循环的正常运行，此时不可再用汗法解表。为什么不能再用汗法？因为机体的血容量已经有所下降，故而不能再发汗损耗体液。

【原文】脉浮者，病在表，可发汗，宜麻黄汤。（51）

脉浮而数者，可发汗，宜麻黄汤。（52）

【病理生理】这一条讲用麻黄汤的必要条件，太阳病（发热、恶寒），脉浮或者浮而数，提示病在表，可解表发汗，如果再伴有无汗的症状，就适合用麻黄汤。

【原文】病常自汗出者，此为荣气和，荣气和者，外不谐，以卫气不共荣气谐和故尔；以荣行脉中，卫行脉外，复发其汗，荣卫和则愈，宜桂枝汤。（53）

病人脏无他病，时发热，自汗出而不愈者，此卫气不和也，先其时发汗则愈，宜桂枝汤。（54）

【病理生理】机体有两种方式以散热解表驱敌于外，一为皮肤外周血管扩张以增加血流来散热解表驱敌于外，二为汗腺分泌以汗出方式来散热解表驱敌于外。

常常自汗出，说明机体尚有散热解表的能力，汗腺分泌虽然正常，但皮肤外周的血流却没有同步增多，说明机体的体温调节机制出现了不协调，应该用桂枝汤扩张外周血管、增加外周血流来帮助机体解表散热。

"病人脏无他病"，指机体在里没有组织器官的功能障碍及形态结构的损伤，或者说机体血容量充足没有微循环缺血缺氧的情况，但却"时发热，自汗出而不愈"，这种情况可以用桂枝汤先其时发汗则愈。

【原文】伤寒脉浮紧，不发汗，因致衄者，麻黄汤主之。（55）

【病理生理】太阳伤寒，脉浮紧，也没有汗，应当及时发汗却没有发汗，机体持续高温造成血温过高，机体为了自保，不得不主动扩张微血管通过出血的方式以降低血温，如果出血后仍然有太阳伤寒证，可酌情给与麻黄汤治疗。

【原文】伤寒不大便六七日，不仅头痛、有热者，与承气汤。其小便清者，知不在里，仍在表也，当须发汗；若头痛者必衄，宜桂枝汤。（56）

【病理生理】伤寒以后，不大便六七日，不仅有头痛、身热、自汗出的症状，而且还出现不恶寒、小便浊、尿比重大等阳明热燥之征象，说明病情有所发展，若确定为阳明病，可与承气汤等泻下类的方剂治疗。

必须重视的是，在疾病发展的过程中，小便的状态是极为重要的鉴别要点。伤寒不大便六七日，虽有头痛身热，但小便清，尿比重低，则说明还未形成阳明热燥之证，病仍在表，仍然要用汗法发汗解表。

因太阳伤寒证持续了一段时间，体温始终维持高温造成血温过高，机体为了自保必通过出血来降低血温，若出现了头痛、衄的情况，则宜用桂枝汤散热以解表。

【原文】伤寒发汗已解，半日许复烦，脉浮数者，可更发汗，宜桂枝汤。(57)

【病理生理】太阳伤寒，发汗已解，半日后又出现之前的症状，若脉浮数者，说明虽然汗出但仍有余邪，可再发汗，应该促进外周血液循环以加强散热解表的力量，桂枝汤适合用。

【原文】凡病，若发汗，若吐，若下，若亡血，亡津液，阴阳自和者，必自愈。(58)

【病理生理】凡是（太阳）病，若用了汗法、吐法、下法，损耗了体液和血容量，此时如果机体的自身调节能力正常，就会启动自身输液、自身输血等代偿机制，加强心肌收缩力、增加心排血量，继而加快周身血液循环以助机体解表散邪，会出现自汗出（阴阳自和）的表现，必自愈。

【原文】大下之后，复发汗，小便不利者，亡津液故也，勿治之，得小便利，必自愈。(59)

【病理生理】太阳病，本当用汗法，却用了泻下之法，之后表邪未解，又再用汗法，这些表述的意思是大量损耗了体液，影响了血容量，机体不得不启动代偿机制以增加水的重吸收来补充血容量，故而小便不利。待到机体的血容量充足，小便自然恢复正常。这也说明若机体的自我调节能力比较强大，血容量便可以得到及时补充，故而得小便利必自愈。

【原文】下之后，复发汗，必振寒，脉微细，所以然者，以内外俱虚故也。(60)

【病理生理】太阳病，误用下法之后，表邪未解，又再次发汗，大量损耗了体液，影响了有效循环血量，继而造成了微循环的缺血缺氧，必怕冷、寒战且脉微细。此时，机体既有在外表邪未解的忧患，又有在内组织器官缺血缺氧的风险，所以说内外俱虚。

干姜附子汤与低排量综合征

【原文】下之后，复发汗，昼日烦躁不得眠，夜而安静，不呕，不渴，无表证，脉沉微，身无大热者，干姜附子汤主之。(61)

干姜附子汤方

干姜一两　附子一枚（生用，去皮，切八片）

上二味，以水三升，煮取一升，去滓顿服。

【病理生理】"下之后，复发汗"，说明疾病的来路与失液有关；"昼日烦躁不得眠，夜而安静，不呕，不渴""脉沉微，身无大热"，阐述了疾病的现状。

一般情况下，机体若有失液的情况，会马上启动神经-体液调节机制，通过刺激口渴中枢来使机体主动饮水补液，通过增加抗利尿激素等分泌来促进水的重吸收以补液，这些均为机体的代偿机制。

此条失液后，既不呕又不渴，说明机体的代偿机制或者说神经-体液调节机制受到了严重影响，处于失代偿的风险之中，"脉沉微"也说明病情开始传变，由表入里，可能直接发展为少阴证，故无表证；昼日烦躁，不得眠，说明失液后随着有效循环血量的减少、微循环的缺血缺氧，直接导致中枢神经系统功能障碍，因为脑细胞对于缺血缺氧最为敏感，故而烦躁、安静不下来；夜而安静，说明机体缺血缺氧的程度还不算严重，晚上平躺时回心血量还能相对增加，中枢神经细胞仍然可以得到滋养，故曰"昼日烦躁，不得眠，夜而安静"。也进一步说明机体的神经-体液调节机制尚未完全失代偿，与临床低排量综合征类似。

低排量综合征为心功能不全的一种表现，处于不完全代偿状态，仅能满足机体在安静状态下的需要，虽然可能已发生了轻度心力衰竭。"脉沉微，身无大热者"，则再次提示机体濒临低排高阻型的冷休克风险，同时提示患者可能存在心动过缓，可导致脑灌注不足，引起短暂性头晕或头痛，或出现心力衰竭的症状，所以及时治疗相当关键，可给与干姜附子汤顿服。

干姜附子汤的用药思考：干姜附子汤证为血容量发生改变而导致的心排血量不足，继而引发循环功能障碍，严重时可造成循环衰竭。干姜附子汤可快速强心，提高心排出量以改善微循环缺血缺氧的状态。与四逆汤比较，之所以不用炙甘草，是因为机体主要问题在于因心排出量骤然减少而导致的动脉血液灌注不足，只是循环功能障碍，还未造成心肌本身的病变，组织器官的形态结构还并未受到损伤，当务之急的治疗应以快速增强循环动力，提高动脉灌流量为主；又因为炙甘草有减缓心率的作用，唯恐其牵制干姜附子汤增强循环动力的药效。

顿服，是指将煎成的药液一次服完，也是即刻起效之意。

桂枝加芍药生姜各一两人参三两新加汤与肌肉疼痛

【原文】发汗后，身疼痛，脉沉迟者，桂枝加芍药生姜各一两人参三两新

加汤主之。（62）

桂枝加芍药生姜各一两人参三两新加汤方

桂枝三两（去皮） 芍药四两 甘草二两（炙） 人参三两 大枣十二枚（擘） 生姜四两

上六味，以水一斗二升煮取三升，去滓，温服一升。本云桂枝汤，今加芍药、生姜、人参。

【病理生理】太阳病，发汗后，仍身疼痛，若脉浮紧或浮缓，则说明外来致病因素并未祛除，表证还未解，当继续用汗法；若脉沉迟，则说明虽然表证已解，但在体温下降的过程中，也就是散热大于产热的过程中，消耗了较多的物质能量，导致代谢产物如乳酸生成增多，机体便会出现肌肉酸痛的症状。随着物质能量的损耗，物质能量的分解大于合成，就会影响正常的血液循环，则表现为脉沉迟。

太阳病，发汗后，身疼痛，脉沉迟，说明汗后不但消耗了机体的物质能量，还影响了正常的血液循环，导致了代谢产物的堆积，阻碍了体表的血供氧供，继而引发外周血管的强烈收缩或痉挛，可以用桂枝加芍药生姜人参新加汤治疗。

桂枝加芍药生姜各一两、人参三两新加汤的用药思考：一方面仍用桂枝汤增强周身血液循环以促进乳酸等代谢产物的排出，加倍芍药以改善局部血管平滑肌的痉挛状态；另一方面加人参、生姜及时补充物质能量以增加局部的血供氧供。

桂枝加芍药生姜各一两、人参三两新加汤可治疗大运动量或者大汗后出现的肌肉疼痛痉挛，因为运动强度过大，无氧糖酵解增加，会释放出大量的乳酸，其无法很快通过血液循环及时代谢出去，继而积聚在体表局部，就会刺激局部神经而出现疼痛症状。堆积量越大，疼痛延续的时间就越长，疼痛的程度也会越重。桂枝加芍药生姜各一两人参三两新加汤没有止痛药物的不良反应，却有极好的治疗效果。

麻黄杏仁甘草石膏汤与体温下降期

【原文】发汗后，不可更行桂枝汤，汗出而喘，无大热者，可与麻黄杏仁甘草石膏汤。（63）

麻黄杏仁甘草石膏汤方

麻黄四两（去节） 杏仁五十个（去皮尖） 甘草二两（炙） 石膏半斤（碎，绵裹）

上四味，以水七升，煮麻黄减二升，去上沫，内诸药，煮取二升，去滓，温服一升。本云黄耳杯。

【病理生理】发汗后，如果仍未退热，表证仍在，而且出现了口渴、不恶寒的症状，就不能再用桂枝汤发汗治疗了。若伴有汗出而喘，则说明机体的体温调节机制仍在进行中，应该处于发热时相的体温下降期，该期散热大于产热，因散热增加，皮肤外周血管扩张，汗腺分泌增加，故而汗出不恶寒；因散热大于产热，体液及物质能量消耗增加，故而口渴，这些症状与温病相同。同时，机体为了保证足够的供氧量，就会兴奋呼吸中枢，增加肺血流、扩张支气管，使呼吸加深加快，长此以往，支气管黏膜易充血水肿，可造成气道狭窄，也可造成气道高反应性，所以还会有汗出而喘的表现。

无大热者，则有两层含义：一方面说明体液的损耗不算大，还未造成水、电解质代谢紊乱，还未达到阳明燥证身大热的状态；另一方面再次说明此发热已处于体温下降期，体温应当逐步下降至恢复正常，但因体液的损耗影响了散热机制，即便汗腺分泌正常，仍有余热未散，身虽无大热，但血温仍未降至正常。这种状态下，应该用麻黄杏仁甘草石膏汤治疗。

麻黄杏仁甘草石膏汤的用药思考：麻黄、石膏合用，可直接帮助机体降低血温，控制汗液的分泌，减少体液的流失，同时改善机体呼吸加深加快的状态；炙甘草、苦杏仁可锁住水分、可保护呼吸道黏膜，可降低气道的高反应性。

桂枝甘草汤与急性心肌缺血

【原文】发汗过多，其人叉手自冒心，心下悸欲得按者，桂枝甘草汤主之。(64)

桂枝甘草汤方

桂枝四两（去皮）　甘草二两（炙）

上二味，以水三升，煮取一升，去滓，顿服。

【病理生理】健康成人体液总量占体重的60%，细胞膜将体液分隔成细胞内液和细胞外液，细胞内液约占40%，细胞外液约占20%，细胞外液又分为血浆5%和组织间液14%、体腔积液1%～2%。发汗过多，散热过快，会造成体液的损耗和比例的改变。

心下悸欲得按，提示体液损耗的范围为"心下"，即细胞外血管外，因细胞外液损耗、热量流失而有空虚感，所以喜按，故此悸为心下"空虚"即细胞外液骤然减少的表现。

细胞外液包括血浆和组织间液，因部分血浆的损耗也会引起血容量的减少，故而机体启动神经-体液调节机制，通过升高外周血管阻力以减少散热，通过增加心率以提高心排血量，从而快速补充血容量。然而心率过快极易增加心肌耗氧量进而导致心肌缺血，继发应激性心律失常。"叉手自冒心"为机体因发汗过多导致血容量骤然减少，继而用双手交叉按压胸部的反射性防护反应，这也说明机体已然存在急性心肌缺血或者说应激性心律失常的风险，此时应该用桂枝甘草汤治疗。

桂枝甘草汤的用药思考：桂枝、炙甘草合用可直接作用于心脏，舒张冠状动脉以改善急性心肌缺血的状态，同时还可扩张外周动脉血管以增加微循环的灌流量来补充细胞外液，细胞外液得到补充，心肌缺血得到改善，机体的应激反应必然解除，增快的心率自然恢复正常，诸症均会消失。

桂枝甘草汤的作用机制与硝酸甘油有部分类似，所不同的是，硝酸甘油仅仅调形，扩张容量（静脉）血管以减慢心率，心率慢下来，冠状动脉血流就会增加，可减轻心脏前负荷，改善心肌缺血，仅适合心率快、舒张压相对过高的心肌缺血，而有严重低血压、心动过速、严重贫血的患者则禁用，也就是说，不适用于失液、失血的患者。

桂枝甘草汤重在直接增加心脏的动力或者说自我调节能力，可扩张冠状动脉及外周血管，直接增加冠脉血流，减少外周阻力，直接减轻心脏的前负荷和后负荷，作用面积广，还安全，心动过速或心动过缓的心律不齐均可调节，还具有帮助机体产热及补充体液的作用。

茯苓桂枝甘草大枣汤与心脏神经官能症

【原文】发汗后，其人脐下悸者，欲作奔豚，茯苓桂枝甘草大枣汤主之。(65)

茯苓桂枝甘草大枣汤方

茯苓半斤　桂枝四两（去皮）　甘草二两（炙）　大枣十五枚（擘）

上四味，以甘澜水一斗，先煮茯苓，减二升，内诸药，煮取三升，去滓，温服一升，日三服。

作甘澜水法：取水二斗升，置大盆内，以杓扬之，水上有珠子五六千颗相逐，取用之。

【病理生理】发汗后，损耗了体液，影响了血容量，机体因而启动神经-体液调节机制，通过增加心率以提高心排血量从而快速补充血容量，但心率过快除了极易增加心肌耗氧量而继发应激性心律失常，还可缩短心房舒张期而导致心房回心血量减少，直接抑制心房钠尿肽的分泌。

心房钠尿肽有排水排钠的作用，由于心房钠尿肽分泌的减少，肾近端小管对钠水的重吸收相对增多，从而保水保钠，又会造成一定程度的水潴留，故而脐下悸，此悸为"水气"悸动的表现，还未完全形成水潴留，所以水与"水气"不同。

如果机体长期处于这种应激状态，将会引起一系列交感神经张力过高的症状，发作时除了有心悸、胸痛、胸闷、胸憋、气短等症外，还常伴有濒死感，故曰"欲作奔豚"。类似于临床上的心脏神经官能症，通常无器质性心脏病证据。此时治疗当用茯苓桂枝甘草大枣汤治疗。

茯苓桂枝甘草大枣汤的用药思考：此方是在桂枝甘草汤的基础上加大剂量的茯苓，目的是增强心脏自身调节水的能力，加大枣"存津液"以静制动，促进"水气"的敛藏。

厚朴生姜半夏甘草人参汤与胃肠功能性消化不良

【原文】发汗后，腹胀满者，厚朴生姜半夏甘草人参汤主之。(66)
厚朴生姜半夏甘草人参汤方

厚朴半斤（炙，去皮）　生姜半斤（切）　半夏半升（洗）　甘草二两（炙）　人参一两

上五味，以水一斗，煮取三升，去滓，温服一升，日三服。

【病理生理】太阳病，发汗后，机体状态从产热大于散热再到散热大于产热。在这个过程中，先是产热增加，外周皮肤血管及胃肠平滑肌处于收缩状态；后是散热增加，除了外周皮肤血管舒张、血流增加外，胃肠血管平滑肌也应当由收缩状态恢复到正常状态。

但若汗后机体胃肠血管平滑肌的收缩状态未及时得到改善，那么胃肠的动力就会受到影响，从而导致胃肠排空不良，继而出现食物积滞及液体存留，出现腹满。食物残渣液化产生气体，胃肠道因而扩张牵张腹壁就会导致腹胀，故此腹胀满为胃肠排空不良或延缓的表现。

发汗后，腹胀满，说明表邪已解，但胃肠动力还未及时恢复，因而造成胃肠功能性消化不良，当给与厚朴生姜半夏甘草人参汤治疗。

厚朴生姜半夏甘草人参汤的用药思考：厚朴舒张胃肠道平滑肌，降低胃肠内压，促进胃肠排空，半夏、生姜降解稀释积滞的食物液体残渣以帮助胃肠的消化，炙甘草、人参既可以限制胃肠排空的速度、防止发生腹泻，又可以补充汗后机体消耗的能量，还能防止胃肠黏膜受损。

茯苓桂枝白术甘草汤与梅尼埃病

【原文】伤寒若吐、若下后，心下逆满，气上冲胸，起则头眩，脉沉紧，发汗则动经，身为振振摇者，茯苓桂枝白术甘草汤主之。(67)

茯苓桂枝白术甘草汤方

茯苓四两　桂枝三两（去皮）　白术二两　甘草各二两（炙）

上四味，以水六升，煮取三升，去滓，分温三服。

【病理生理】太阳伤寒，本当用汗法，却用了吐法、下法，导致胃肠道消化液大量丢失，直接影响胃肠功能，由于消化液为等渗液，不仅失水也失钠，容易导致等渗性脱水（主要是细胞外液减少，血容量因此减少）。同时，因为吐法、下法损耗了体液，消耗了热量，机体启动了神经–体液调节机制，通过增加心率以提高心排血量，从而快速补充血容量，然而心率持续较快就会相应地缩短心房舒张期，影响静脉回流及组织液回流，从而导致组织间液或者说细胞外液反而相对增多，故曰"心下逆满"。此时机体暂时处于细胞外液反而相对增多的局面，这也是机体自身调节的方式，故曰"气上冲胸"。

如果此时机体调节能力比较强，这种失衡局面很快就会恢复正常，但如果机体的调节能力尚不足以令自己马上恢复，就会引起短暂性缺血的情况，故而"起则头眩"。

起则头眩与临床直立性眩晕有些类似，当机体平卧位时，有利于静脉回流及组织液回流，从而改善细胞外液相对增多的情况；当机体直立位时，因重力作用不利于静脉回流和组织液回流，所以会造成短暂性缺血的情况，而大脑对缺血缺氧最为敏感。

脉沉紧，为细胞外液代偿性相对增多之象。若此时再用汗法损耗体液，血容量显著减少，就会加重这种短暂性缺血的状态，故曰"发汗则动经，身为振振摇"。

这种起则头眩、脉沉紧的状态，与临床上的梅尼埃病也有类似之处。梅尼埃病是一种特发性内耳疾病，曾称美尼尔病，该病主要的病理改变为膜迷路积水，临床表现为反复发作的旋转性眩晕、波动性听力下降、耳鸣和耳闷胀感等，可以用茯苓桂枝白术甘草汤治疗。

茯苓桂枝白术甘草汤的用药思考：此方是在桂枝甘草汤的基础上加了茯苓、白术，目的在于增强机体调节水的能力，加强肌肉的动力以促进组织液的回流，改善细胞外液相对增多的情况。

芍药甘草附子汤与毛细血管痉挛综合征

【原文】发汗病不解，反恶寒者，虚故也，芍药甘草附子汤主之。(68)

芍药甘草附子汤方

芍药　甘草各三两（炙）　附子一枚（炮，去皮，破八片）

上三味，以水五升，煮取一升五合，去滓，分温三服。疑非仲景方。

【病理生理】发汗后，病不但未解，反而出现了恶寒的症状，说明在发汗的过程中不但没有解表反而损耗了热能（糖、脂肪、蛋白质分解代谢后，会产生热能和化学能，热能维持体温，最终还将以热能的形式向体外发散）及血容量，故曰"虚"。

于是，机体不得不持续增加产热以保持恒定的体温及保证重要脏器心、脑的供血，交感神经因此兴奋，儿茶酚胺释放增多，通过收缩体表外周、腹腔内脏器官的血管平滑肌，减少其血流量以增加产热，故而"反恶寒"。

但若机体产热能力有限，那么体表外周、腹腔内脏器官血管平滑肌就会持续处于收缩状态，极易造成局部缺血及血管痉挛，可引起有皮肤发绀、肢体发冷、疼痛症状的毛细血管痉挛综合征，也可引起胃肠壁暂时性缺血，导致胃肠平滑肌痉挛。此种状况当用芍药甘草附子汤治疗。

芍药甘草附子汤的用药思考：用炮附子增加热能以帮助机体产热，用芍药甘草汤舒张血管平滑肌以促进局部血液循环，继而增加局部的供血供氧。

茯苓四逆汤与组织器官的慢性缺血缺氧状态

【原文】发汗，若下之，病仍不解，烦躁者，茯苓四逆汤主之。(69)

茯苓四逆汤方

茯苓四两　人参一两　附子一枚（生用，去皮，破八片）　甘草二两（炙）　干姜一两半

上五味，以水五升，煮取三升，去滓，温服七合，日二服。

【病理生理】"发汗，若下之"，可导致失液、失血，机体为了自保，就会启动神经-体液调节机制，兴奋交感-肾上腺髓质系统，升高外周血管阻力以维持正常血压，此时微循环处于灌注量不足的状态，所以表病仍不解。微循环若长期处于灌注量不足，就会导致微循环的缺血缺氧，严重时可造成组织器官的缺血缺氧，病情直接发展为少阴病。"烦躁"，则进一步说明机体已经处于组织器官的慢性缺血缺氧状态。

慢性缺血缺氧可引起组织毛细血管增生，特别是心脏和脑。脑最为显著，

脑的重量仅为体重的2%~3%，而脑的血流量却占心输出量的15%，脑的氧耗量占机体总氧耗量的23%。同时，脑组织的能量主要来源于葡萄糖的有氧氧化，而脑内葡萄糖和氧的储备量很少，因此脑组织对缺氧缺血极为敏感，故中枢神经系统功能障碍最先表现，所以烦躁。

组织细胞的长期缺血缺氧必会导致ATP能量生成不足，细胞膜钠水转运系统功能因此也会受到影响，使得组织器官清除水的能力下降，继而造成水肿，甚者可导致细胞的变性坏死，应该及时给与茯苓四逆汤治疗。

茯苓四逆汤的用药思考：本方可改善组织器官缺血缺氧的状态，激活细胞膜上的钠钾泵，继而加强细胞利用氧及清除水的能力，以防止细胞的变性坏死。

【原文】发汗后，恶寒者，虚故也；不恶寒但热者，实也，当和胃气，与调胃承气汤。(70)

【病理生理】发汗后，一方面可以出现热能损耗、有效循环血量减少继而出现"反恶寒"的虚损状态，病情可直接发展为少阴病；另一方面可以出现"不恶寒但热"等水、电解质代谢紊乱状态（因汗后消耗大量水分，可使机体散热机制受到影响，可造成血浆渗透压偏高的脱水状态），病情可直接发展为阳明病。

细胞外液高渗可以把细胞内水带出来，细胞内高溶质，钾离子顺浓度差进入细胞，可引发低血钾。低血钾对胃肠道平滑肌的影响：轻则平滑肌麻痹，造成胃肠排空障碍，可引发胃轻瘫综合征，可用调胃承气汤治疗；重则可直接引发麻痹性肠梗阻，当酌情给与大、小承气汤治疗。

五苓散与水中毒

【原文】太阳病，发汗后，大汗出，胃中干，烦躁不得眠，欲得饮水者，少少与饮之，令胃气和则愈。若脉浮，小便不利，微热，消渴者，五苓散主之。(71)

五苓散方

猪苓十八铢（去皮）　泽泻一两六铢　白术十八铢　茯苓十八铢　桂枝半两（去皮）

上五味，捣为散，以白饮和服方寸匕，日三服，多饮暖水，汗出愈，如法将息。

发汗已，脉浮数，烦渴者，五苓散主之。(72)

【病理生理】太阳病，发汗后，大汗出，机体必定丢失了大量的水分，影响血浆晶体渗透压，导致水、电解质代谢失衡，而中枢神经系统对脱水最为敏感，故而"烦躁不得眠"，若此时口渴想喝水，每次少量饮水，通过胃肠吸收入血及时补充水分就会痊愈。

因汗液为低渗液，所以大汗出极易引起血浆晶体渗透压的升高，然后通过下丘脑视上核渗透压感受器刺激口渴中枢引起口渴，促使机体主动摄水以稀释细胞外液钠离子的浓度及时补充血容量，从而改变血浆高渗状态，进而口渴感消失，这是机体的神经-体液调节方式之一。

当细胞外液渗透压增高 1%～2% 时，还会通过下丘脑视上核渗透压感受器刺激神经垂体释放抗利尿激素，使肾远端小管上皮细胞重吸收水增加（主要是水的重吸收，对钠的影响不大），细胞外液因此增加，以完成自我输液，小便因此不利，这也是机体的神经-体液调节方式。

然而在机体的神经-体液调节过程中，口渴时如果不是一次少量饮水，而是多次大量饮水，再加上抗利尿激素仅仅增加水的重吸收，反而会过度稀释细胞外液导致血浆晶体渗透压偏低，继发水潴留，故而"口渴且小便不利"。

脉浮、微热，则说明机体的调节机制尚强，强调此为机体的自身调节方式，故用五苓散助机体排水利尿以恢复水、电解质的代谢平衡。

五苓散可治疗临床上的稀释性低钠血症。稀释性低钠血症属于低钠血症的一种，也称水中毒，主要是身体内水分过多，血液中的钠离子被稀释所引起。可因抗利尿激素分泌过多、肾功能障碍、入水过多等引发。

五苓散的用药思考：桂枝、茯苓、猪苓、泽泻合用可直接增加肾血流量以提高肾小球滤过率，帮助机体排水利尿；加白术可浓缩血浆以提高血浆晶体渗透压，继而促进细胞外液、组织液的回流。

茯苓甘草汤与水潴留

【原文】伤寒汗出而渴者，五苓散主之；不渴者，茯苓甘草汤主之。(73)

茯苓甘草汤方

茯苓二两　桂枝二两（去皮）　甘草一两（炙）　生姜三两（切）

上四味，以水四升，煮取二升，去滓，分温三服。

【病理生理】太阳伤寒，汗出而渴，说明机体的体液已有所损耗，因而启动神经-体液调节机制，如大量饮水，可导致代偿性的稀释性低钠血症，造成水潴留，口渴而小便不利者，当用五苓散治疗。

若汗出不渴，则说明机体虽有失水情况，但程度尚轻，水、电解质代谢功能还未受到影响，血浆晶体渗透压尚正常，故不会刺激口渴中枢，不会出现口渴。这种血浆渗透压正常伴有小便不利的情况，易导致组织间存在少量游离水。游离水的特征是游离在组织间隙中，具有流动性；会因热而蒸发流失，所以用茯苓甘草汤治疗。

茯苓甘草汤的用药思考：此方是在桂枝甘草汤的基础上加了生姜、茯苓以温散化水。

【原文】中风发热，六七日不解而烦，有表里证，渴欲饮水，水入则吐者，名曰水逆，五苓散主之。(74)

【病理生理】中风发热，是汗出发热，一段时间后表证不仅未解又出现了烦躁、渴欲饮水的症状，说明机体已经出现了体液损耗的状态。出汗引起细胞外液晶体渗透压升高，通过下丘脑视上核渗透压感受器刺激口渴中枢引起口渴，故曰"有表里证"。

"水入即吐"，则说明机体内抗利尿激素分泌增加，使肾远端小管上皮细胞重吸收水增加，细胞外液因此增加，血浆渗透压随之降低，影响了组织液的回流，造成水潴留，小便也因此不利。另外，抗利尿激素也称血管升压素，可使血管和内脏平滑肌收缩，产生加压作用，故而饮水即吐。

水入即吐是机体自身调节方式，防止过度饮水加重水中毒，故仍用五苓散辅助机体排水利尿，使血浆晶体渗透压恢复正常。

【原文】未持脉时，病人手叉自冒心，师因教试令咳而不咳者，此必两耳聋无闻也。所以然者，以重发汗虚故如此。发汗后饮水多必喘，以水灌之亦喘。(75)

【病理生理】发汗过多，散热过快，不仅损耗体液还引起血容量减少，故而机体启动神经-体液调节机制，通过升高外周血管阻力以增加产热，通过增加心率以提高心排血量从而快速补充血容量，然而心率过快极易增加心肌耗氧量而导致心肌缺血引发应激性心律失常。

"手叉自冒心"，即双手交叉按压胸部，是机体因血容量骤然减少的反射性防护反应，这也说明机体已然存在急性心肌缺血或者说应激性心律失常的风险。在这个过程中，外周阻力持续升高会相应地引起微循环的供血减少，若内耳的微细血管血流减少而导致内耳供血障碍，听力便会急剧减退，故其耳聋的原因在于重发汗后损耗了血容量，与临床突发性耳聋类似。突发性耳聋是一种突然发作的耳部疾病，原因可能与内耳供血障碍和病毒感染有关。

发汗后虽有水分流失的状态，但如果在短时间内饮水过多、过快，超出了机体的排水能力，就会造成水潴留，继而引发肺水肿，故饮水多必喘。对于等渗性脱水或低渗性脱水的患者而言，输液过快过多同样容易继发肺水肿。

栀子豉汤与自主神经紊乱症

【原文】发汗后，水药不得入口为逆，若更发汗，必吐下不止。发汗吐下后，虚烦不得眠；若剧者，必反复颠倒，心中懊恼，栀子豉汤主之。若少气者，栀子甘草豉汤主之。若呕者，栀子生姜豉汤主之。(76)

栀子豉汤方

栀子十四个（擘）　香豉四合（绵裹）

上二味，以水四升，先煮栀子，得二升半，内豉，煮取一升半，去滓，分为二服，温进一服，得吐者，止后服。

栀子甘草豉汤方

栀子十四个（擘）　甘草二两（炙）　香豉四合（绵裹）

上三味，以水四升，先煮栀子、甘草，取二升半，内豉，煮取一升半，去滓，分二服，温进一服，得吐者，止后服。

栀子生姜豉汤方

栀子十四个（擘）　生姜五两　香豉四合（绵裹）

上三味，以水四升，先煮栀子、生姜，取二升半，内豉，煮取一升半，去滓，分二服，温进一服，得吐者，止后服。

【病理生理】发汗后，因失水没有遵循"欲得饮水者，少少与饮之"的补水原则，反而引发了水潴留，故说"水药不得入口为逆"。此时若再次发汗，不但失水还会失血。当有效循环血量减少时，机体就会启动神经-体液调节机制，兴奋交感-肾上腺髓质系统，使血流重新分布以保障重要脏器（心脑）的功能。在这个过程中，皮肤、胃肠道的血流会相应减少，若胃肠道持续处于缺血的状态，必会导致消化系统功能障碍，故"必吐下不止"。

发汗、吐、下后，必然会造成体液损耗，此时神经-体液调节机制通过兴奋交感神经、分泌儿茶酚胺类激素进行血液重新分布，以保证重要脏器心、脑的供血等。若虚烦仅伴有不得眠，而没有心下悸、小便不利、大烦渴不解等症，说明一方面失液的情况已经通过自身调节机制有所改善，另一方面失液的情况本身就不严重，只是因失水导致血液黏滞度和血流阻力增加，影响了正常的血液循环。机体分泌的儿茶酚胺类激素不能通过正常的血液循环被及时灭活而持续作用，因此引发虚烦不得眠，这种状态久了或严重时便会打破自主神经系统的平衡。

自主神经系统由交感神经和副交感神经两大系统组成，主要支配心肌、平滑肌、内脏活动及腺体分泌，受大脑皮质和下丘脑的支配和调节，不受意志所控制，所以称为自主神经。人体在正常情况下，功能相反的交感和副交感神经相互平衡制约，在这两个神经系统中，当一方起正作用时，另一方则起负作用，很好地平衡协调和控制身体的生理活动，这便是自主神经的功能。因血液黏滞度和血流阻力的增加影响了正常的血液循环，由交感神经或副交感神经兴奋时分泌的激素就不能很快通过血液循环运送到全身各脏器，以发挥其正常的调节功能，就会打破自主神经系统的平衡，"若剧者，必反复颠倒，心中懊恼"，进一步说明目前只是自主神经功能的失调，还没有任何器质性病理基础，与临床自主神经紊乱症类似，故当用栀子豉汤治疗。

栀子豉汤的用药思考：有关药理研究发现，栀子的作用部位在中枢，主要是加强了延脑副交感中枢紧张度；淡豆豉所含的营养物质、生理活性物质及活性酶等除了补充血浆蛋白以调节多种激素在血液的动态平衡外，还可降低血液黏滞度并增强血液的流动性。

当机体的血液黏滞度和血流阻力增大时，必会影响正常的血液循环，继而延缓儿茶酚胺类激素的灭活，使胃肠功能持续处于功能下降的状态，随着栀子豉汤的药理作用，儿茶酚胺类激素被灭活，胃肠功能随之恢复，如果胃中还有未被消化的食物会反射性呕出。服用栀子豉汤后出现呕吐症状可以说明胃肠功能开始恢复，也可以说明儿茶酚胺类激素没有再持续作用。

栀子甘草豉汤与血管迷走神经性晕厥

自主神经功能失调时，临床表现可涉及全身多个系统，如心血管系统、呼吸系统、消化系统、内分泌系统、代谢系统、泌尿生殖系统等，少气或呕均为自主神经功能失调的生理反应。

若少气者，即本身已经存在能量消耗过度的人，治疗时要在栀子豉汤的基础上加一味炙甘草，目的是平衡自主神经系统活动，谨防副交感神经或迷走神经通过调节后冲动突然增加，诱发与正常人相反的反射性心动过缓和外周血管扩张，导致严重的脑灌注不足、脑缺氧和晕厥，栀子甘草豉汤证与临床血管迷走神经性晕厥类似。

栀子生姜豉汤与神经性呕吐

若呕者，即自主神经功能紊乱的患者，本身就有胃内容物未消化及胃排空障碍，治疗时在栀子豉汤的基础上加一味生姜，目的是增加胃排空的动力，防止副交感神经或迷走神经反射突然兴奋，继而诱发胃食管反流或胆汁反流，因为迷走神经兴奋时会短暂性松弛食管下括约肌，导致胃内容物反流。

栀子豉汤与肺泡通气/血流比值

【原文】发汗，若下之，而烦热胸中窒者，栀子豉汤主之。(77)

【病理生理】发汗或用下法，出现了烦热胸中窒，则说明因失液使血液黏滞度和血流阻力增加，影响了正常的血液循环，导致机体分泌的儿茶酚胺类激素不能及时地通过血液循环灭活，除了能造成自主神经功能失调外，还会提高机体的代谢率，故而烦热。

血液循环包括肺循环、体循环和冠脉循环，若血液黏滞度和血流阻力的增加影响了肺循环，肺血流阻力升高和儿茶酚胺类激素的持续作用所引起的肺泡通气量增大，必会影响肺泡通气/血流的比值，出现部分肺泡气因血流不够，未经过气体交换而成为无效气体的滞留现象，从而引发胸闷、气短、憋气等症状，故"胸中窒"，仍可用栀子豉汤治疗。

【原文】伤寒五六日，大下之后，身热不去，心中结痛者，未欲解也，栀子豉汤主之。(78)

【病理生理】伤寒五六日，大下之后，身热仍不去，说明机体仍处于神经-体液调节模式，儿茶酚胺类激素仍在持续作用，此身热不去为应激性体温升高的表现。心中结痛，则再次说明体液流失导致了血液黏滞度和血流阻力的增加，影响了冠脉循环（冠脉循环是指供应心脏本身的血液循环），冠脉血流阻力增加和儿茶酚胺类激素的持续作用引起的心肌耗氧量增加，可使心脏负荷增大，从而诱发心肌暂时性缺血缺氧，继而出现心绞痛等症状，故曰"心中结痛"。这也说明病情不但没有缓解，还有了进一步发展，与临床神经性心脏病类似。神经性心脏病是由神经功能失调而引起的心血管系统功能紊乱的一组精神神经症状，这种患者多伴有身体其他部位神经症的症状群。可用栀子豉汤治疗。

栀子厚朴汤与迷走神经活动

【原文】伤寒下后，心烦腹满，卧起不安者，栀子厚朴汤主之。(79)

栀子厚朴汤方

栀子十四个（擘）　厚朴四两（炙，去皮）　枳实四枚（水浸，炙令黄）

上三味，以水三升半，煮取一升半，去滓，分两服，温进一服，得吐者，止后服。

【病理生理】伤寒误用了下法之后,因损耗了消化液,导致胃肠排空障碍,故而腹满。机体因失液启动神经-体液调节机制,兴奋交感神经、增加儿茶酚胺类激素的分泌,故而心烦加腹满。

卧起不安则是一种情绪生理反应,类似于焦虑情绪,主要由自主神经系统调节,在多数情况下,情绪生理反应为交感神经系统活动的持续兴奋,卧起不安再次说明此为自主神经调节功能失调的表现,可用栀子厚朴汤治疗。

栀子厚朴汤的用药思考:用栀子增强副交感神经、迷走神经的活动,抑制交感神经的持续兴奋;用厚朴、枳实增强胃肠平滑肌的舒缩作用以促进胃肠的排空。

栀子干姜汤与甲亢性心脏病

【原文】伤寒,医以丸药大下之,身热不去,微烦者,栀子干姜汤主之。(80)

栀子干姜汤方

栀子十四个(擘) 干姜二两

上二味,以水三升半,煮取一升半,去滓,分两服,温进一服,得吐者,止后服。

【病理生理】伤寒病,医生却用了大量泻下的丸药,损耗了体液,机体因此启动神经-体液调节模式。身热不去,则说明机体仍处于自身调节模式,儿茶酚胺类激素还在持续作用,机体持续高代谢率、高消耗率,可引起应激性体温升高;微烦,则说明机体因失液直接影响了有效循环血量,导致心排血量开始呈现不足,再加上交感神经持续兴奋导致心肌耗氧量增加,必会加重心脏的负荷,最终造成心肌缺血缺氧。用栀子干姜汤治疗。

栀子干姜汤的用药思考:用栀子降低交感神经的兴奋性以减少心肌耗氧量,用干姜增加心排血量,防止因副交感神经突然兴奋导致心动过缓等,从而诱发心力衰竭。

栀子干姜汤证与临床甲状腺功能亢进症(简称"甲亢")类似。甲亢是由于甲状腺合成释放过多的甲状腺激素,造成机体代谢亢进和交感神经兴奋,引起怕热、出汗、低热、心悸、心动过速、失眠、进食和便次增多、体重减少等病症,情绪易激动,甚至焦虑,甲亢患者长期没有得到合适的治疗,可引起甲亢性心脏病。

【原文】凡用栀子汤，病人旧微溏者，不可与服之。(81)

【病理生理】一般情况下，肠道吸收不良易引起便溏。所谓吸收不良指各种疾病所致肠腔内一种或多种营养物质未能充分消化或不能顺利地通过肠壁吸收入血，以致营养物质从粪便中排出，引起相应营养物质缺乏的现象，与肠道的消化不良、吸收障碍、血流不足等均有关。

患者若长期处于便溏的状态，则说明机体的自身调节能力相对低下，抗损伤的能力相对不足，其肠道的功能及形态已经受损，这与栀子豉汤的治疗范畴完全相反，栀子豉汤治疗机体自身调节能力相对亢进的状态。

真武汤与旋转性眩晕

【原文】太阳病发汗，汗出不解，其人仍发热，心下悸，头眩，身𥆧动振振欲擗地者，真武汤主之。(82)

真武汤方

茯苓三两　芍药三两　白术二两　生姜三两（切）　附子一枚（炮，去皮，破八片）

上五味，以水八升，煮取三升，去滓，温服七合，日三服。若咳者，加五味子半升，细辛一两，干姜一两；若小便利者，去茯苓。若下利者，去芍药，加干姜二两；若呕者，去附子，加生姜，足前为半斤。

【病理生理】太阳病，发汗后不解，说明病情有了进一步发展，与发汗太过损耗了体液或能量等有关。若机体的血容量因此减少，就会出现心下悸的症状，机体必然启动神经-体液调节机制，通过兴奋交感-肾上腺髓质系统，增加儿茶酚胺的分泌。一方面提高外周阻力以促进组织液回流完成自身输液，另一方面收缩外周血管及内脏血管以促进静脉回流完成自身输血。这也是机体产热的过程，故"其人仍发热"。

但当血容量代偿性增加大于红细胞的增加时，反而会稀释血液，影响组织液、淋巴的回流，继发水潴留，从而加重心脏的负荷。若此时心泵功能强大，就可以及时地排水，继而有效地制约水潴留的发生，若此时心泵功能受损，其分泌的心房钠尿肽减少，便不能有效地排水，继而造成水潴留。

水潴留一旦发生，组织液生成大于回流，回心血量减少，有效循环血量因此下降，组织器官的灌流量就会受到影响，而脑细胞对缺血缺氧最为敏感，故而头眩，严重者可引发中枢性眩晕。此眩晕可为旋转性或非旋转性，持续时间较长（数天、数周或数月），程度不定，一般较轻，有时可进行性加重，与头和身体的位置变动无关。

"身瞤动振振欲擗地"，是旋转性眩晕的状态，其脑缺血缺氧的程度比苓桂术甘汤证严重，涉及重要脏器心、脑的血供皆不足，涉及有效循环血量下降，涉及水潴留，是机体的自身调节能力低下的表现，病情发展为少阴证，应该用真武汤治疗。

真武汤的用药思考：炮附子促进肾上腺素的分泌，增强心泵的动力，增加心排血量，保证组织器官的供血供氧；茯苓、白术、芍药合用可促进组织液、淋巴、静脉回流，不但改善水潴留的情况，还可帮助机体完成自身输液；生姜则可增强血管平滑肌的舒缩运动，以促进水的新陈代谢。

【原文】咽喉干燥者，不可发汗。（83）

淋家，不可发汗，发汗必便血。（84）

疮家虽身疼痛，不可发汗，汗出则痉。（85）

衄家不可发汗，汗出必额上陷，脉急紧，直视不能眴，不得眠。（86）

亡血家，不可发汗，发汗则寒栗而振。（87）

汗家，重发汗，必恍惚心乱，小便已，阴疼，与禹余粮丸。（88）

病人有寒，复发汗，胃中冷，必吐蚘。（89）

【病理生理】如有以上七种情况，均不能再用汗法。

咽喉干燥者，即机体存在脱水的情况时，不可发汗。

淋家，即机体存在感染的情况时，不可发汗，汗出必引发出血性炎。

疮家，即机体体表存在化脓流血、无法愈合的情况时，不可发汗，发汗则损耗血容量，引发脓毒血症，继而出现项背强急、四肢抽搐，甚至角弓反张。

衄家，即机体存在五官或肌肤出血的情况时，不可发汗，发汗则直接导致有效循环血量下降，影响中枢神经系统功能障碍，视力、睡眠等均会受到影响。

亡血家，即机体存在大量失血的情况时，不可发汗，发汗则易引发低血容量性休克，出现寒栗而振。

汗家，即机体存在汗出不止的情况时，不可发汗，发汗则大量损耗体液，导致有效循环血量下降，造成组织器官的灌流量下降，引发心肾功能不全等多个器官功能障碍，并出现相关症状。

"病人有寒"，即存在能量流失及动力不足的情况，机体必启动应激调节模式，进行血液重新分布以保证重要脏器的功能，外周血流和胃肠血流因此减少，若此时再发汗散热，胃肠缺血则更加严重，消化系统功能即形态结构必受损，故"胃中冷，必吐蚘"。

【原文】本发汗，而复下之，此为逆也；若先发汗，治不为逆。本先下之而反汗之，为逆；若先下之，治不为逆。(90)

【病理生理】太阳病，本当发汗，却用了下法，此为误治；若先发汗，则不会误治。阳明病，本当先用下法，却反用了汗法，为误治；若先用下法，则不会误治。

【原文】伤寒，医下之，续得下利，清谷不止，身疼痛者，急当救里；后身疼痛，清便自调者，急当救表。救里宜四逆汤，救表宜桂枝汤。(91)

【病理生理】太阳伤寒，本当用汗法，却反用了下法，损耗了热能和体液，皮肤外周及胃肠因此血流减少，严重影响了其消化吸收的功能，吸收不良故"下利不止"，消化不良故"下利清谷"。表仍未解再加上皮肤血流减少，故身疼痛更明显。

当务之急当先救里，用四逆汤强心扩容以防组织器官的缺血缺氧；服用四逆汤后，胃肠功能恢复，大便正常，若仍有身疼痛，再用桂枝汤解表。

【原文】病发热头痛，脉反沉，若不差，身体疼痛，当救其里，四逆汤方。(92)

【病理生理】虽有发热、头痛、恶寒的表证，脉象却反而沉，用解表发汗的方法后，病情没有得到缓解，身体疼痛反而更加明显。说明皮肤血流减少更甚，微循环存在缺血缺氧的风险，当务之急当先救里，宜用四逆汤强心扩容。

【原文】太阳病，先下而不愈，因复发汗。以此表里俱虚，其人因致冒，冒家汗出自愈。所以然者，汗出表和故也。里未和，然后复下之。(93)

【病理生理】太阳病，用了下法后表证未解，因此又用了汗法，热能及体液损耗，其人因而起则头眩（可参考苓桂术甘汤证）。若机体自身调节能力足够强大，必会汗出自愈。之所以自愈，是因为机体的热能和体液得到了恢复而自汗出。若自汗出后，表邪虽解，但体液的损耗及胃肠的功能还并没有得到及时的恢复，因而造成大便难，可酌情再用下法。

【原文】太阳病未解，脉阴阳俱停，必先振栗汗出而解。但阳脉微者，先汗出而解；但阴脉微脉者，下之而解。若欲下之，宜调胃承气汤。(94)

【病理生理】太阳病未解，如果脉阴阳俱浮，则说明机体处于体温上升期，通过骨骼肌战栗以增加产热，当体温上升到体温调定点后，便会开始散热以汗出解表，故"必先振栗汗出而解"。

太阳病未解，脉象出现了变化，如果阳脉微，说明产热开始减少，散热相对增加，故"先汗出而解"；如果阴脉微，则说明散热损耗了大量水分，反而导致散热障碍，若用泻下之法治疗，可酌情给与调胃承气汤。

【原文】太阳病，发热汗出者，此为荣弱卫强，故使汗出，欲救邪风者，宜桂枝汤。(95)

【病理生理】太阳病，发热汗出，一方面说明机体抗病能力强，称之为"卫强"；另一方面说明机体的能量开始有损耗，称之为"荣弱"。此时宜用桂枝汤促进周身的血液循环以解表发汗。

小柴胡汤与应激反应

【原文】伤寒五六日，中风，往来寒热，胸胁苦满，默默不欲饮食，心烦喜呕，或胸中烦而不呕，或渴，或腹中痛，或胁下痞硬，或心下悸，小便不利，或不渴，身有微热，或咳者，小柴胡汤主之。(96)

血弱气尽，腠理开，邪气因入，与正气相搏，结于胁下。正邪分争，往来寒热，休作有时，默默不欲饮食。脏腑相连，其痛必下，邪高痛下，故使呕也，小柴胡汤主之。服柴胡汤已，渴者，属阳明，以法治之。(97)

小柴胡汤方

柴胡半斤　黄芩三两　人参三两　半夏半升（洗）　甘草三两（炙）　生姜三两（切）　大枣十二枚（擘）

上七味，以水一斗二升，煮取六升，去滓，再煎取三升，温服一升，日三服。若胸中烦而不呕者，去半夏、人参，加栝楼实一枚；若渴，去半夏，加人参合前成四两半，栝楼根四两；若腹中痛者，去黄芩，加芍药三两；若胁下痞硬，去大枣，加牡蛎四两；若心下悸，小便不利者，去黄芩，加茯苓四两；若不渴，外有微热者，去人参，加桂枝三两，温覆微汗愈；若咳者，去人参、大枣、生姜，加五味子半升，干姜二两。

【病理生理】"伤寒五六日，中风，往来寒热"，描述了机体的发病过程：首先，疾病持续了一段时间；其次，先后经历了体温上升期和体温持续期（皮肤血流减少、骨骼肌战栗、产热大于散热为体温上升期的表现，故无汗、恶寒、脉浮紧为伤寒。体温随着产热的增加到达体温调定点时开始散热，皮肤浅层血管开始扩张、汗腺开始分泌，产热与散热开始持平为体温持续期的表现，故有汗、恶风、脉浮缓为中风）。

正常情况下，体温调节中枢通过升高体温以防御抗敌需要经历三个时相，从体温上升期、体温持续期到体温下降期，随着体温调定点的上移到恢复正常也是机体的自我防御过程。按照发热的时相来说，机体进入体温持续期后，散热会逐渐大于产热，而后进入以散热为主的体温下降期，机体应该最终呈现皮肤血管扩张、汗腺分泌增加等相对热的表现，然而机体却表现出了寒热往来，这说明病情有了进一步的发展，与发热持续了一段时间有关。

在这个过程中，随着机体的代谢率、耗氧量及物质消耗持续增加，机体的防御抗敌能力随之开始下降，体温调节能力也开始随之下降，致病因素的力量却开始逐渐强大，机体开始进入损伤与抗损伤的阶段，故曰"血弱气尽，腠理开，邪气因入，与正气相搏，结于胁下"。于是，机体为了加强防御和减少损伤，启动了以血管防御为主的应激反应，可直接引发免疫反应，其目的是消灭和局限损伤因子，清除和吸收代谢产物，并修复已经受损的组织细胞。

这种复杂的以血管防御为主的应激反应称为炎症。血管反应是早期炎症过程的主要特征和防御的中心环节，最初的反应就是血管（细动脉）先短暂收缩（寒）后扩张（热），血流先加速（热）后变慢（寒），血管内的液体成分、纤维素等蛋白质和各种炎症介质细胞通过血管壁进入组织间隙、体腔、体表和黏膜表面，所渗出的液体和细胞成分总称为渗出物或渗出液。

渗出液的有利作用：稀释及中和毒素，带走毒素及代谢产物；为白细胞提供营养物质；阻止细菌扩散，有利于吞噬细胞发挥吞噬作用，使病灶局限化；将病原微生物和毒素带到局部淋巴结，刺激产生细胞和体液免疫；同时提供修复支架。所以，血管反应是机体控制损伤、清除致病因素及修复损伤的方式。由于势均力敌，损伤和抗损伤此起彼伏，这便是寒热往来的根本原因，故曰"正邪分争，往来寒热，休作有时"。

机体既然进入一场损伤和抗损伤的战备应激状态，就会相应地增加肺泡通气量以保证机体的供氧量，胸膜腔负压也随之增加。胸膜腔负压的生理意义在于有利于肺扩张及静脉血与淋巴回流。由于肺泡通气量和静脉回流的突然增加，故而"胸胁苦满"；同时加快心率以保证机体的血供，血流重新分布以保证重要脏器的功能。在这个过程中，由于中枢兴奋性增高，腹腔内脏器官血流减少，消化系统功能减弱，故曰"默默不欲饮食，心烦喜呕"；心率的持续增快反而降低冠脉血供，有效循环血量因此下降，下降到百分之十以上时就会刺激口渴中枢，故曰"胸中烦而不呕、或渴"；由于内脏器官包括胃肠血流持续减少，胃肠黏液黏膜屏障很容易被打破，胃肠黏膜因此受损，故曰"脏腑相连，其痛必下，或腹中痛"；若致病因素还未对胃肠黏液黏膜屏障造成损伤，只是在应激的过程中影响了胃肠的消化功能，一般只会有呕吐的情况，故"邪高痛下，故使呕也"；若代谢产物增多，机体来不及完全清除，就会增加肝胆的负荷，出现"胁下痞硬"；若有效循环血量持续减少，机体就会启动自身输液、自身输血机制，减少肾血流量，降低肾小球的滤过率，严重时可造成水潴留，故曰"或心下悸，小便不利"；若机体虽然有基础代谢率增高的情况，有效循环血量或体液却没有因此减少，故"或不渴，身有微热"；若机体的肺血流量持续相应增加，渗出液也会相对增加，气道阻力因此增加，就会咳嗽，故曰"或咳嗽"。

这种以血管防御反应为主的应激状态，若过强或持续时间久，也会对机体造成一定的损伤，导致功能、代谢紊乱，乃至疾病的发生，当及时用小柴胡汤治疗，也可酌情给与小柴胡汤的加减。

小柴胡汤的用药思考：柴胡，帮助机体调控血管防御反应，并促进新陈代谢；黄芩，消灭和局限损伤因子，调控渗出；半夏、生姜稀释降解清除代谢废物及毒素，增强胃肠功能；炙甘草，保护细胞膜，防止组织器官的损伤；人参、大枣，提供能量、保存津液，并帮助机体修复受损部位。

服用小柴胡汤后，如果出现口渴的情况，说明已经损耗了体液，造成了水、电解质的代谢紊乱，病情可能已经转属阳明病，应当随证治之。

【原文】得病六七日，脉迟浮弱，恶风寒，手足温，医二三下之，不能食，而胁下满痛，面目及身黄，颈项强，小便难者，与柴胡汤，后必下重；本渴饮水而呕者，柴胡汤不中与也，食谷者哕。(98)

【病理生理】太阳病得病六七日后，脉迟（血不足）浮弱（气不足），恶风寒（寒），手足温（热），为"血弱气尽，腠理开，邪气因入，与正气相搏，正邪分争，往来寒热"的真实写照，应当用小柴胡汤治疗，医生却接二连三地用了泻下的方法治疗，损耗了体液，影响了体内水、电解质的正常代谢，继而出现了食欲减退、恶心呕吐的不能食，为阳明中寒之证（可参考第202、203条），如果还伴有胁下满痛，面目及身黄，颈项强，小便难，则说明病情更进一步发展，已经影响了血液中胆红素的正常代谢。

人体红细胞的寿命一般为120天，红细胞凋亡后变成间接胆红素，经肝脏转化为直接胆红素，组成胆汁，排入胆道，最后经大便排出。上述的任何一个环节出现障碍，均可使人发生黄疸。

医者接二连三用泻下的方法，损耗了大量的体液，如果改变了血浆渗透压，就会诱发溶血性黄疸。阳明中寒之证易引起低渗性脱水，红细胞因肿胀而破裂，由于红细胞破坏过多，产生大量非结合性胆红素，超过肝细胞的摄取、结合与排泄能力，继而对肝细胞造成了一定程度的损伤，使得非结合胆红素在血中潴留，超过正常水平，继而出现黄疸，故言胁下满痛、面目及身黄。

机体发生急性溶血时，可伴有发热、寒战等症状，严重的时候可能发生肾衰竭，故曰"颈项强，小便难"。很明显，这已经超出了小柴胡汤的治疗范畴。

小柴胡汤主要用于调控以血管防御为主的应激反应，作用地点在血管外、细胞外、组织间，可促进血浆的渗出；而溶血性黄疸的发生机制涉及血管内红细胞本身的病变，若此时再用小柴胡汤增加血浆的渗出，则会加重水、电解质代谢紊乱，降低血浆渗透压，诱发溶血，使大量受损的红细胞聚集在肝脏，加重其负荷，甚者可直接导致肝细胞的缺血缺氧，造成门脉高压。

门脉高压症是指由门静脉系统压力升高所引起的临床综合征，门静脉血流障碍和（或）血流量增加，均能引起门脉高压症。其症状与体征因病因不同而有所差异。临床表现为脾大、脾功能亢进，进而发生食管胃底静脉曲张，引发呕血、黑便及腹水等症状和体征。"后必下重"，为机体腹泻、便血的状态；"本渴，饮水而呕者"，为机体水潴留或腹水的表现；"食谷者哕"，为肝细胞受损的表现。这些都与误用小柴胡汤有关。

【原文】伤寒四五日，身热恶风，颈项强，胁下满，手足温而渴者，小柴胡汤主之。(99)

【病理生理】太阳伤寒四五日后，出现了身热恶风，机体从体温上升期到体温持续期，本该从产热到散热再到体温下降期，然后恢复正常，却又出现了颈项强（此为体温上升期中产热的表现），手足温而渴（此为体温持续期中散热的表现），说明病情更一步发展，进入了寒热往来的状态，在这个过程中，随着代谢产物的增加，加重了肝脏的负荷，影响了胆汁的分泌，故"胁下满"，当用小柴胡治疗。

小建中汤与腹腔内脏平滑肌痉挛

【原文】伤寒，阳脉涩，阴脉弦，法当腹中急痛，先与小建中汤。不差者，小柴胡汤主之。(100)

小建中汤方

桂枝三两（去皮）　甘草二两（炙）　大枣十二枚（擘）　芍药六两　生姜三两（切）　胶饴一升

上六味，以水七升，煮取三升，去滓，内饴，更上微火消解，温服一升，日三服。呕家不可用建中汤，以甜故也。

【病理生理】太阳伤寒，处于体温上升期，以产热为主，通过兴奋运动神经和交感神经以产热，目的是升高体温以抗敌、灭敌。机体的体温调节能力强大且物资充沛，故脉是浮紧有力。

若机体持续体温上升期的状态，或者一直处于持续产热的过程中，一方面会因此消耗大量的热能及物质能量，故阳脉涩；一方面由于皮肤外周及内脏器官血流持续减少，其血管平滑肌始终处于收缩状态，故阴脉弦。腹腔内脏平滑肌因寒或血流不足而痉挛，就会腹中急痛，当用小建中汤治疗。

小建中汤的用药思考：用桂枝汤帮助机体产热以散热，加倍芍药舒张血管以解痉，促进局部血液循环以缓解疼痛，另加饴糖以快速补充物质能量，使神经细胞最先得到滋养。

此种状态下的腹中急痛还有另外一种可能性，若机体由体温上升期到体温持续期，从产热到散热消耗了热能及物质能量，体表的防御能力因此开始下降，外来致病因素因此开始入侵，机体因此启动血管防御应激机制，血管从收缩到舒张，血流从加快到缓慢，通过渗出以加强抗损伤的能力。在这个过程中，由于代谢产物的增多对腹腔内脏血管平滑肌形成一定的刺激，也会引发腹中痛，当用小柴胡汤治疗。

因为这两种情况很难鉴别，故先用小建中汤；不愈者，再用小柴胡汤。

【原文】伤寒中风，有柴胡证，但见一证便是，不必悉具。凡柴胡汤病证而下之，若柴胡证不罢者，复与柴胡汤，必蒸蒸而振，却复发热汗出而解。（101）

【病理生理】太阳伤寒或中风，若出现了柴胡证，或寒热往来，或胸胁苦满，或默默不欲饮食，或心烦喜呕，但见一证便是，都可用小柴胡汤治疗。

凡柴胡汤证当用和解之法以帮助机体抗损伤，却误用了下法，若仍有柴胡证，可再用柴胡汤，机体抗损伤的能力增加，必会促进新陈代谢，继而发热汗出而解。

小建中汤与低血糖

【原文】伤寒二三日，心中悸而烦者，小建中汤主之。（102）

【病理生理】太阳伤寒持续了几日，由于机体始终处于产热的过程中，物质能量被消耗，心肌耗氧量因此增加，心脏负荷随之增大，影响了正常的血液循环。由于交感神经持续兴奋加快了心率，心率过快反而影响冠脉血流，再加上物质能量没有得到及时补充，故"心中悸而烦"，当用小建中汤治疗。

既然病因来自于太阳伤寒，说明病仍在表，故仍用桂枝汤助机体产热以散热，加倍用芍药促进静脉回流以增加冠脉血流，另加饴糖以快速补充物质能量。

小建中汤可治疗因发热、体力活动过多等能量消耗偏大而糖原储备不足的低血糖患者，早期临床表现为焦虑、乏力、心悸、出汗、震颤等症状，严重者可出现神志改变。

大柴胡汤与急性胆囊炎

【原文】太阳病，过经十余日，反二三下之，后四五日，柴胡证仍在者，先与小柴胡。呕不止，心下急，郁郁微烦者，为未解也，与大柴胡汤下之则愈。（103）

大柴胡汤方

柴胡半斤　黄芩三两　芍药三两　半夏半升（洗）　生姜五两（切）　枳实四枚（炙）　大枣十二枚（擘）

上七味，以水一斗二升，煮取六升，去滓再煎，温服一升，日三服。一方加大黄二两，若不加恐不为大柴胡汤。

【病理生理】"太阳病，过经十余日"，所谓过经，指病程较长，未能如期而愈，病情也可能更进一层。"反二三下之"，则说明病情未传入阳明，未因失液转为燥热之证，反用了几次泻下之法。

后过了四五天，柴胡证仍在者，说明病情传入了少阳，转为寒热往来之证，机体处于损伤与抗损伤的状态中，故先用小柴胡汤促进新陈代谢，清除和吸收血管外、组织间的代谢产物，帮助机体增加抗损伤及修复的能力。

"呕不止，心下急，郁郁微烦者"，则说明机体在启动血管防御应激反应的过程中。由于代谢废物、有害物质及微生物抗原性物质都在肝内被解毒和清除，并随胆汁或尿液排出体外，因此肝细胞会持续分泌胆汁。分泌的胆汁在非消化期主要储存于胆囊内，进食后，食物及消化液可刺激胆囊收缩，将储存于胆囊内的胆汁排入十二指肠。而在机体处于应激状态时，胆囊及胃肠平滑肌处于收缩状态，既不利于胃排空，也不利于胆汁的排放，胆囊内淤滞的胆汁浓缩形成胆酸盐，刺激胆囊黏膜引发化学性胆囊炎，与此同时胆汁潴留使胆囊内压力不断增高，膨胀的胆囊首先影响胆囊壁的静脉和淋巴回流，胆囊出现充血水肿，加重胆囊炎的进程，严重时可并发胆囊坏疽或穿孔。

急性胆囊炎的主要症状为右上腹痛、恶心、呕吐与发热。其临床体征为右上腹或上腹部阵发性绞痛，伴有明显的触痛和腹肌强直。"心下急、呕不止"

与临床急性胆囊炎的症状极为符合，可以用大柴胡汤治疗。

大柴胡汤的用药思考：在小柴胡汤的基础上加芍药以促进胆囊平滑肌的舒缩，以加强其静脉及淋巴回流；加大黄、枳实促进胆囊向肠腔内排空淤滞的胆汁。笔者认为，大柴胡汤中当有大黄二两。

柴胡加芒硝汤与胆结石

【原文】伤寒十三日不解，胸胁满而呕，日晡所发潮热，已而微利。此本柴胡证，下之以不得利，今反利者，知医以丸药下之，此非其治也。潮热者实也，先宜服小柴胡汤以解其外，后以柴胡加芒硝汤主之。（104）

柴胡加芒硝汤方

柴胡二两十六铢　黄芩一两　人参一两　甘草一两（炙）　生姜一两（切）　半夏二十铢（本云五枚，洗）　大枣四枚（擘）　芒硝二两

上八味，以水四升，煮取两升，去滓，内芒硝，更煮微沸，分温再服，不解更作。林亿等按：《金匮玉函经》方中无芒硝。别一方云，以水七升，下芒硝二合，大黄四两，桑螵蛸五枚，煮取一升半，服五合，微下即愈。本云柴胡再服以解其外，余两升加芒硝、大黄、桑螵蛸也。

【病理生理】伤寒十三日不解，应该与第8条"发于阳者七日愈，病发于阴者六日愈"对照，提示病程时间较长，病情更进一步，若在这个过程中，由于代谢产物的增多影响了肝胆的功能，就会出现胸胁满而呕。从以产热为主的伤寒到开始散热的"日晡（下午三点到五点之间）所发潮热"，就进入了寒热往来的状态。而后又出现了轻微下利的情况，这是为什么呢？

因为胸胁满而呕、日晡所发潮热本为柴胡证，用柴胡汤"必蒸蒸而振，却复发热汗出而解"，不应该有下利的情况发生，而反出现下利，原因在于医者可能认为日晡所发潮热为阳明燥热之证，因而用了泻下的丸药，故而微利。此为误治，反而因泻下损耗了消化液，影响了血浆渗透压，使胆囊黏膜对水、电解质的吸收增加，从而促进胆囊结石等的形成。虽然处于这种情况，但还当先用小柴胡汤退热解表，再用柴胡加芒硝汤治疗。

对胆石症患者小肠胆固醇转运的研究显示，抑制小肠胆固醇摄取有可能调节胆汁胆固醇含量，成为防治胆囊结石的一个重要途径，而芒硝可使肠内渗透压升高，从而阻止肠腔内营养物质的吸收，包括胆固醇，故而可能会直接调节胆汁胆固醇的含量，达到防治胆结石的目的。

【原文】伤寒十三日，过经谵语者，以有热也，当以汤下之。若小便利

者，大便当硬，而反下利，脉调和者，知医以丸药下之，非其治也。若自下利者，脉当微厥，今反和者，此为内实也，调胃承气汤主之。（105）

【病理生理】伤寒十三日，说明随着病程的延长，病情有了进一步的发展，出现了谵语，此为中枢神经系统功能障碍的表现，也为水、电解质代谢紊乱或者高渗性脱水的典型特征，说明病已转属阳明中风证，当用调胃承气汤快速泄热攻下。

若因水、电解质代谢紊乱导致机体血浆渗透压升高，细胞内的水就会向细胞外转移，细胞外液及血容量最初相对增加，故小便当利；同时，较高的血浆渗透压会使胃肠黏膜对水的吸收增加，导致大便燥结，故大便当难。

小便利者，大便当硬，而反出现下利，脉象温和或没有明显变化，说明医者曾经用过丸药缓缓泻下，所以这也不是正确的治疗。

若下利后，进一步损耗体液，影响了有效循环血量，造成微循环及组织器官的缺血、缺氧，使机体进入少阴证，"脉当微厥"，如今反而脉象缓和或没有明显变化，则说明机体仍处于阳明胃家实的状态，还未造成热极生寒的严重局面，故仍用调胃承气汤治疗。

桃核承气汤与盆腔淤血综合征

【原文】太阳病不解，热结膀胱，其人如狂，血自下，下者愈。其外不解者，尚未可攻，当先解其外；外解已，但少腹急结者，乃可攻之，宜桃核承气汤。（106）

桃核承气汤方

桃仁五十个（去皮尖）　大黄四两　桂枝二两（去皮）　甘草二两（炙）　芒硝二两

上五味，以水七升，煮取二升半，去滓，内芒硝，更上火微沸，下火，先食温服五合，日三服，当微利。

【病理生理】太阳病不解，说明病从太阳而来，在体温调节中枢调节体温下降的过程中，因散热或大量出汗损耗了水分反而造成散热障碍，机体就会仍处于发热或血温偏高的状态。

因散热或者大量出汗损耗水分而导致尿液浓缩、尿比重升高，为热结膀胱。因水分的损耗造成水、电解质代谢紊乱，而脑细胞对脱水最为敏感，中枢神经系统功能障碍也最突出，故而"其人如狂"。血自下为机体自身泄热的方式，也说明热瘀血室，因为水分的损耗导致血液浓缩、血黏度高、血温高，又因散热障碍不能再从汗解热，所以只能通过出血（便血或尿血）以泄热，热从血泄了，自然也就痊愈了。

"其外不解者"，若机体仍处于发热状态，则不可用泻下的方法，当先解其外，先帮助机体降低体温。

"外解已，但少腹急结者，乃可攻之"，表邪已解、体温已降，仅仅有少腹疼痛胀满的症状，才可用泄热的方法攻之，这也说明此时出现的少腹急结与热入血室有关，也与水、电解质代谢紊乱有关，因为只有阳明病的热燥证才用泄热攻下的方法治疗。

一方面，因为水分的损耗使机体处于血浆渗透压升高的状态，尿液浓缩、尿比重升高必会增加难溶性盐类物质的浓度（如草酸钙，是肾结石最常见的成分）。如果尿液中有足够的水分，矿物质和盐类聚集在一起形成结石的可能性比较小。但如果机体存在脱水的情况，尤其是高渗性脱水，极易促进肾结石的形成。肾结石是由固态的矿物质和盐类沉积、结晶在肾脏形成的。一般情况下，尿液里有充足的水分能够阻止代谢产物聚集、凝结。肾结石形成的主要原因是尿液中的代谢产物过多而水分过少所致。虽然肾结石多在肾脏发生，但可在尿路的任何部位形成。尿色加深是脱水的潜在标志，也为热结膀胱的突出表现。血自下，则为机体自身泄热及结石排出的表现，故曰下者愈。

另一个方面，因为水、电解质代谢紊乱导致机体血浆渗透压升高，较高的血浆渗透压会使胃肠黏膜对水的吸收增加，导致大便燥结，肠道内容物因此滞留，继而肠腔内压力增高，使肠内的血管与肠壁相互挤压，因直肠静脉无静脉瓣，浓缩的血液更易于淤积而使静脉扩张，加之直肠上、下静脉丛壁薄、位浅、抵抗力低，末端直肠黏膜下组织又松弛，均有利于静脉扩张，都可使直肠静脉回流发生障碍，继而形成静脉淤血。同时，因膀胱、生殖器官和直肠等器官的静脉丛相通，三者中任何循环发生障碍，皆可引起盆腔静脉压力升高，从而影响盆内脏器的静脉回流（盆内脏器的静脉多环绕器官形成静脉丛，在男性有膀胱静脉丛、前列腺静脉丛及直肠静脉丛；在女性没有前列腺静脉丛，但有子宫静脉丛、阴道静脉丛及卵巢静脉丛等），导致下腹部疼痛、盆腔内胀痛等症状，出现少腹急结的情况，与临床盆腔淤血综合征极为类似，故当用桃核承气汤治疗。

桃核承气汤的用药思考：大黄、芒硝、炙甘草合力泄热攻下以改善水、电解质代谢紊乱、清除滞留的代谢产物，包括尿液浓缩引发的肾结石及血液浓缩淤积引发的盆腔淤血综合征；加桃仁以活血化瘀，改善血液淤滞；加桂枝以促进血液循环，防止凉药影响正常的血液循环。

柴胡加龙骨牡蛎汤与阵发性交感神经过度兴奋综合征

【原文】伤寒八九日，下之，胸满烦惊，小便不利，谵语，一身尽重，不可转侧者，柴胡加龙骨牡蛎汤主之。（107）

柴胡加龙骨牡蛎汤方

柴胡四两　龙骨　黄芩　生姜（切）　铅丹　人参　桂枝（去皮）　茯苓各一两半　半夏二合半（洗）　大黄二两　牡蛎一两半（熬）　大枣六枚（擘）

上十二味，以水八升，煮取四升，内大黄，切如棋子，更煮一二沸，去滓，温服一升。本云柴胡汤今加龙骨等。

【病理生理】太阳伤寒八九日后，出现了热证，医者便用了泻下的方法，若因此造成水、电解质的代谢紊乱，引发阳明燥热之里证，用泻下之法当愈。若泻下后不但没有痊愈，反而出现了胸满、烦惊等症，则说明病并未完全入里，还未造成阳明燥热之证。

因为误用下法损耗了体液，影响了机体的抗病能力，机体因而启动了以血管防御为主的应激机制，胸满、烦惊等则为应激过程中的高度警觉状态。在应激的过程中，随着儿茶酚胺及糖皮质激素分泌增多，支气管扩张以增加肺泡通气量，故胸满；神经警觉性增高，故烦惊；抗利尿激素分泌增加，故小便不利；因误用下法大量损耗体液致使脑细胞失养，故而谵语；因代谢产物增多、血管渗出增加，再加上小便不利，致使细胞外液量急剧增多，故而一身尽重，不可转侧。

在这个过程中，胸满烦惊、小便不利为交感神经高度兴奋的表现，同时也会伴有外周皮肤血管的强烈收缩，产热相对增加，可伴有发热、恶寒的太阳证；一身尽重，不可转侧，则为血管由收缩到舒张，渗出物、代谢产物随之增多的表现，可伴有寒热往来的少阳证；谵语，则为中枢神经系统功能障碍的表现，说明机体同时伴有水、电解质代谢紊乱，可伴有脱水热或不大便的阳明证。

这种寒热错杂的急性应激高度警觉状态，可由于神经内分泌反应过度亢奋，导致强烈而广泛的情绪和行为反应，引起多种形式的精神和认知障碍；也可因为血液循环中突然释放大量儿茶酚胺，继发阵发性交感神经过度兴奋综合征或急性神经血管性水肿。

阵发性交感神经过度兴奋综合征（Paroxysmal sympathetic hyperactivity，PSH）是一种突发的以交感神经兴奋性增加为特征的临床综合征，表现为自主神经症、运动症状的发作。自主神经症状主要表现为交感神经过度兴奋，即躁动、大汗、高热、血压增高、瞳孔散大、心率和呼吸加快，但在自主神经症状中，除交感神经活动过度外，也可伴随副交感神经活动过度，主要表现为心率缓慢、呼吸频率低、血压不升、体温低、瞳孔缩小、呃逆、流泪等；运动症状发作主要表现为肌张力障碍、去大脑/皮质强直、肌肉高张力、肌肉痉挛及肌阵挛等。

急性神经血管性水肿，以发作性局限性皮肤或黏膜水肿，无疼痛亦无瘙痒及皮色改变为主要临床特征，常见症状为皮肤毛孔突然变大、变厚、肿胀，局部可有发红、烧灼感，严重者可累及呼吸道或胃肠道黏膜等。普遍认为本病的发病基础是自主神经功能不稳定所致。

阵发性交感神经过度兴奋综合征或急性神经血管性水肿都可以用柴胡加龙骨牡蛎汤治疗。

柴胡加龙骨牡蛎汤的用药思考：在小柴胡汤的基础上加龙骨、牡蛎、铅丹以镇静安神，制约神经内分泌的过度亢奋；加桂枝、茯苓以增加化水排水的作用；加大黄泄热以清除代谢产物。

【原文】伤寒，腹满谵语，寸口脉浮而紧，此肝乘脾也，名曰纵，刺期门。(108)

伤寒发热，啬啬恶寒，大渴欲饮水，其腹必满。自汗出，小便利，其病欲解，此肝乘肺也，名曰横，刺期门。(109)

【病理生理】以上二条属针灸的治疗范畴，此处不赘述。

【原文】太阳病二日，反躁，反熨其背而大汗出，大热入胃，胃中水竭，躁烦，必发谵语；十余日，振栗，自下利者，此为欲解也。故其汗从腰以下不得汗，欲小便不得，反呕欲失溲，足下恶风，大便硬，小便当数而反不数及不多；大便已，头卓然而痛，其人足心必热，谷气下流故也。(110)

【病理生理】太阳病二日，反而出现烦躁，说明体液有所损耗，却仍用火疗的方法温热背部，造成大汗出，因体液被大量损耗，故而出现阳明燥热证，胃肠津液损耗故而大便难，脑细胞缺水故而躁烦伴谵语，十几日后振栗、自下利者，为机体津液恢复、抗病能力增强的表现，故曰即将恢复。也可能存在另外一种情况，体液损耗后，机体进入应激反应状态，上半身有汗为热象，足下恶风为寒象，此属少阳寒热错杂之证，欲呕、小便不利则为机体保水或自身输液的方式，大便硬则为胃肠蠕动能力下降的体现。此外，有小便不利则不应再出现失溲（小便失禁），怀疑此处可能有误。若果为少阳证，服用柴胡剂后，当上焦得通，津液得下（足心热），胃气因和（大便通），身濈然汗出而解

（头卓然而痛）。

【原文】太阳病中风，以火劫发汗，邪风被火热，血气流溢，失其常度，两阳相熏灼，其身发黄。阳盛则欲衄，阴虚小便难。阴阳俱虚竭，身体则枯燥。但头汗出，剂颈而还，腹满微喘，口干咽烂，或不大便，久则谵语；甚者至哕，手足躁扰，捻衣摸床。小便利者，其人可治。(111)

【病理生理】太阳病中风，症为发热、汗出、恶风、脉浮缓，当用桂枝汤解表散热，却用了火疗法发汗，致使微血管过度扩张，体液、血容量被损耗，影响了机体的散热机制，反而生成内热。外用火疗及内热生成为两阳相熏灼，易引发溶血性黄疸，故曰"其身发黄"。若机体的体温调节能力强，不能从汗散热，便会通过出血散热，故"欲衄"。若机体的血容量损耗严重，就会增加抗利尿激素等的分泌，故"小便难"。若机体的抗病能力弱再加上津液严重损耗，就会呈现脱水征（皮肤黏膜干燥和弹性差等），故而"身体则枯燥"。

"但头汗出，剂颈而还，腹满微喘，口干咽烂，或不大便，久则谵语，甚者至哕，手足躁扰，捻衣摸床"，为机体因严重失液、失血进入低血容量性休克前期的表现，即机体将进入失代偿状态。若小便利，则说明失液、失血情况还不严重，或者说机体仍有较强的代偿机制，故说"其人可治"。

桂枝去芍药加蜀漆牡蛎龙骨救逆汤与狂躁症

【原文】伤寒脉浮，医以火迫劫之，亡阳必惊狂，卧起不安者，桂枝去芍药加蜀漆牡蛎龙骨救逆汤主之。(112)

桂枝去芍药加蜀漆牡蛎龙骨救逆汤方

桂枝三两（去皮）　甘草二两（炙）　生姜三两（切）　大枣十二枚（擘）牡蛎五两（熬）　蜀漆三两（洗，去腥）　龙骨四两

上七味，以水一斗二升，先煮蜀漆，减二升，内诸药，煮取三升，去滓，温服一升。本云桂枝汤，今去芍药加蜀漆、牡蛎、龙骨。

【病理生理】太阳伤寒为发热时相的体温上升期，也为机体募集能量的产热过程，治疗当帮助机体募集能量产热以散热解表驱敌，此时医者却用了火疗之法，火热直接入血，形成血温高、皮温低的局面，造成恶寒加重，故曰"亡阳"。皮温低形成的冷刺激使机体持续处于产热状态，不断地兴奋交感神经，使交感神经处于高度兴奋状态，故而"必惊狂，起卧不安"，此与临床极度焦虑导致的狂躁症状类似，可以用桂枝去芍药加蜀漆牡蛎龙骨救逆汤治疗。

桂枝去芍药加蜀漆牡蛎龙骨救逆汤的用药思考：去芍药是为了快速增加外

周体表血液灌注量以散热，加龙骨、牡蛎帮助机体镇静安神以降低交感神经的兴奋性，加蜀漆清除因此产生的代谢产物。

【原文】形作伤寒，其脉不弦紧而弱，弱者必渴，被火必谵语；弱者发热、脉浮，解之当汗出愈。(113)

【病理生理】虽有太阳伤寒发热、无汗、恶寒等症，脉象却不是浮紧而是弱，说明已经伴有物质能量及体液损耗，故"必渴"。若再用火疗之法使血温持续升高，就会进一步损耗体液，造成脱水热，必谵语。体液损耗者，若伴有发热、脉浮、口渴、不恶寒，当为太阳温病，可用麻杏甘石汤辛凉解表，必汗出而愈。

【原文】太阳病，以火熏之，不得汗，其人必躁，到经不解，必清血，名为火邪。(114)

【病理生理】太阳病，用了火熏法但不出汗，说明体液已经被损耗，影响了散热机制，血温因此持续升高，导致水、电解质代谢紊乱，其人必躁动不安，邪不得从汗出，必从血中泄，故必便血，此为火邪所致。

【原文】脉浮，热甚，而反灸之，此为实。实以虚治，因火而动，必咽燥吐血。(115)

【病理生理】脉浮、热甚，说明机体出现了散热障碍，升高的血温持续不降，当为实证，治疗当助机体降温散热为主，此时却用了灸法。灸法适合于产热能力不足或者说阳气不足的人。本来血温持续不降却用了增加热能的方法，所谓实以虚治，持续不降的血温因火灸而更甚，津液因此被损耗，微血管因此扩张，继发淤血性出血，故曰必咽燥吐血。

【原文】微数之脉，慎不可灸。因火为邪，则为烦逆，追虚逐实，血散脉中，火气虽微，内攻有力，焦骨伤筋，血难复也。脉浮宜以汗解，用火灸之，邪无从出，因火而盛，病从腰以下必重而痹，名火逆也。欲自解者，必当先烦，烦乃有汗而解。何以知之？脉浮，故知汗出解。(116)

【病理生理】微数之脉，说明机体本身存在血容量不足的情况，这种状态下不可用灸法，因为火灸会大量耗竭津液，导致血容量持续下降，除了严重影响中枢神经系统的功能外，还会造成有效循环血量的急剧下降，最终导致组织器官的缺血缺氧，继而进入休克的阶段，一旦进入休克，机体就很难恢复了。

脉浮，说明病在表，当从汗解，若用火灸之法，邪便不得外出，反因火而得势，导致血温升高，微血管因此舒张。若影响了静脉回流，因重力作用，下腔静脉回流受阻最先表现，故病从腰以下必重而痹，此为误用火灸之法的后果。

"欲自解者，必当先烦，烦乃有汗而解。何以知之？脉浮，故知汗出解。"不知"烦"字何意，此条应该有缺或有误，故不再详解。

桂枝加桂汤与破伤风

【原文】烧针令其汗，针处被寒，核起而赤者，必发奔豚，气从少腹上冲心者，灸其核上各一壮，与桂枝加桂汤，更加桂二两也。（117）

桂枝加桂汤方

桂枝五两（去皮） 芍药三两 生姜三两（切） 甘草二两（炙） 大枣十二枚（擘）

上五味，以水七升，煮取三升，去滓，温服一升。本云桂枝汤，今加桂满五两，所以加桂者，以能泄奔豚气也。

【病理生理】"烧针令其汗"，此处提供了两条信息：①烧针令体表有创面；②烧针令人惊恐。

惊恐后交感神经处于高度警觉状态，外周皮肤血管因此收缩，创面血流因此减少，创面因此感染，局部皮肤出现红、肿、痛的小硬结，故而称针处被寒，核起而赤。如果不及时治疗或病情加剧，外来致病因素可经淋巴进入血液循环，可引发破伤风或其他感染。

破伤风是破伤风梭菌经由皮肤或黏膜伤口侵入人体，在缺氧环境下生长繁殖，产生毒素而引起肌痉挛的一种特异性感染。破伤风毒素主要侵袭神经系统中的运动神经元，因此本病以牙关紧闭、阵发性痉挛、强直性痉挛的为临床特征，主要波及的肌群包括咬肌、背棘肌、腹肌、四肢肌等，也可影响交感神经，表现为血压波动明显、呼吸急促、心动过速、周围血管收缩、大汗，以及精神、神志改变等，故曰必发奔豚。

奔豚也是急性起病，气从少腹冲胸者就是机体突然发生的心动过速、呼吸急促的状态，上述发作可因轻微的刺激，如光、声、接触、饮水等而诱发，也可自发。轻型者每日肌痉挛发作不超过 3 次；重型者发作频发，可数分钟发作一次，甚至呈持续状态。每次发作时间由数秒至数分钟不等。所以在最初体表因烧针产生创面而感染的时候，当用桂枝加桂汤治疗。

桂枝加桂汤的用药思考：在桂枝汤的基础上加倍桂枝是为了加强心泵的动力，一方面增加外周皮肤血管的血流以加强修复、防止进一步感染；另一方面预防奔豚的发生。

另外，此条文中提到的灸法，"灸其核上各一壮"，因为笔者没有更深入的了解，所以不便详解。

桂枝甘草龙骨牡蛎汤与交感神经持续兴奋

【原文】火逆下之，因烧针烦躁者，桂枝甘草龙骨牡蛎汤主之。(118)

桂枝甘草龙骨牡蛎汤方

桂枝一两（去皮）　甘草二两（炙）　牡蛎二两（熬）　龙骨二两

上四味，以水五升，煮取二升半，去滓，温服八合，日三服。

【病理生理】误用了火疗法后，导致血温升高，而又用了下法，体液被损耗，血容量因此减少，机体启动神经-体液调节机制，通过减少外周体表及腹腔内脏血流以保证重要脏器心、脑的血供。

因烧针烦躁，说明目前机体的主要问题，在于因血容量的骤然减少而引发的交感神经持续兴奋，或者说因烧针受到惊吓而引发的交感神经持续兴奋，当用桂枝甘草龙骨牡蛎汤治疗。

桂枝甘草龙骨牡蛎汤的用药思考：桂枝、炙甘草合用可提高心排血量以快速补充血容量，加龙骨、牡蛎镇静安神以制约交感神经的持续兴奋。

【原文】太阳伤寒者，加温针必惊也。(119)

【病理生理】太阳伤寒，本为体温上升期，交感神经相对兴奋，若再加温针受到惊吓，交感神经必然处于高度兴奋状态，故必惊也。

桂枝去芍药加龙骨牡蛎汤证、桂枝甘草龙骨牡蛎汤证、柴胡加龙骨牡蛎汤证均有精神、神经层面的烦惊、惊狂等表现，所不同的是：

桂枝去芍药加龙骨牡蛎汤证、桂枝甘草龙骨牡蛎汤证为病在太阳，因火疗之法直接升高血温，使原来的皮温形成冷刺激，导致机体产热持续增加，不但太阳表证未解，外周血管阻力持续增大，皮肤血管持续收缩，还使交感神经持续兴奋，故治疗当以散热解表并制约交感神经的持续兴奋为主。

柴胡加龙骨牡蛎汤证为病在少阳，外来致病因素已经由体表进入半表半里之间，机体处于抗损伤的状态中，微血管不再是单纯收缩状态，而是寒热往来，微血管既有舒张又有渗出，机体处于应激的高度警觉状态，神经内分泌调节机制相对亢奋，故治疗当以平衡神经内分泌机制为主。

【原文】太阳病，当恶寒发热，今自汗出，反不恶寒发热，关上脉细数者，以医吐之过也。一二日吐之者，腹中饥，口不能食；三四日吐之者，不喜糜粥，欲食冷食，朝食暮吐，以医吐之所致也，此为小逆。(120)

【病理生理】太阳病，机体通过调节体温的方式来防御灭敌，体温上升期时当恶寒发热；"今自汗出，不恶寒发热"，如若处于体温下降期，病当痊愈。但此时反出现关上脉细数的症状，"关"候脾胃，"细"为津液损耗的表现，"数"为机体仍然努力对抗疾病的状态，原因在于医者曾误用吐法损耗了消化液，继而影响了消化系统的功能。

误用吐法对消化系统的损伤有轻有重：

"一二日吐之者"，损伤相对较轻，虽然腹中吐空了，但仍然不想吃，这也说明机体应激调节能力目前尚强，交感神经兴奋时通常会减少胃肠血流、抑制消化液分泌、抑制食欲。

"三四日吐之者"，损伤相对较重，不喜欢吃热食，想吃凉的，早上吃完饭后晚上就会吐出来，说明机体因为长期处于应激状态而导致胃肠缺血、黏膜受损，严重影响了消化吸收能力，待到晚上迷走神经相对兴奋，胃的蠕动能力、排空能力相对较强时，胃内未被消化的食物，就会吐出来，故而朝食暮吐。

以上均为医者误用吐法所致。

【原文】太阳病吐之，但太阳病当恶寒，今反不恶寒，不欲近衣，此为吐之内烦也。（121）

【病理生理】太阳病误用吐法之后，从恶寒变化为不恶寒，且不欲近衣，说明吐法损耗了消化液，影响了胃肠内容物的排空，反射性增强了迷走神经的活性，导致胃肠及外周血管平滑肌突然扩张，故而不恶寒且不欲近衣，此为吐法引起的内烦（内热），也就是因迷走神经反射性增强引起的内脏器官功能相对亢进的表现。

【原文】病人脉数，数为热，当消谷引食，而反吐者，此以发汗，令阳气微，膈气虚，脉乃数也。数为客热，不能消谷，以胃中虚冷，故吐也。（122）

【病理生理】病人脉数，数为热，当消谷引食，也就是内脏器官功能相对亢进的表现，胃肠对食物的消化吸收功能应该增强，而反吐者，则说明因为发汗太过损耗了热能及体液，令阳气微，膈气虚。机体因而启动神经-体液调节机制，通过减少外周体表及腹腔内脏器官的血流以保证重要脏器心、脑的血供，胃肠的消化吸收功能因而受到影响，故反吐也；通过加快心率、提高心排血量以增加产热，故脉乃数也；其脉数为汗后损耗体液导致交感神经兴奋的表现，故曰客热，因此引起的胃肠功能障碍，使食物不能被消化吸收，也说明胃黏膜已经处于缺血缺氧的状态，严重影响了其消化吸收功能，故曰以胃中虚冷，故吐也。

【原文】太阳病，过经十余日，心下温温欲吐，而胸中痛，大便反溏，腹微满，郁郁微烦，先此时自极吐下者，与调胃承气汤。若不尔者，不可与。但欲呕，胸中痛，微溏者，此非柴胡汤证，以呕故知极吐下也。(123)

【病理生理】太阳病，持续了十几天后，病情有了进一步的发展，出现了心下温温欲吐而胸中痛。心下、胸中均属体腔，各内脏器官周围的空隙叫体腔。人的体腔由膈肌分成上下两个部分，上面的叫胸腔属胸中，里面有心脏和肺等器官；下面的叫腹腔属心下，内有胃、肠、肝、胆囊、脾等器官。体腔为少阳管辖的区域，也属柴胡汤类的作用范畴，与机体的血管防御应激机制有关。

若心下温温欲吐而胸中痛，如果是机体的血管防御应激反应，那么胃肠的血管平滑肌当处于收缩状态，胃肠由上向下的蠕动能力当被抑制，胃肠内容物停留时间会拉长，水分因此被充分吸收，大便相对干燥难以排出，可以有腹微满、郁郁微烦的表现，但不应该出现大便溏的情况。此时可用柴胡汤类治疗，所谓上焦得通，津液得下，胃气因和。

之所以出现"大便反溏"，因为本为太阳病，却误用了吐法、下法，损耗了大量的体液，导致水、电解质代谢紊乱，直接造成阳明燥实证，胃肠内容物因此燥热成实，继而不大便。然而用了下法后，燥热之证并未完全消除，却大便反溏，腹微满，郁郁微烦，此时可酌情给与调胃承气汤治疗。

若服用了调胃承气汤后症状并没有改善，说明本为太阳病却误用吐法、下法后，直接损耗了血容量，胃肠的血流因此减少，胃肠黏膜屏障功能受到抑制，胃肠黏膜的形态结构已然受损，影响了其吸收功能，病情发展为了太阴虚寒之证，故而大便溏，所以不可再服调胃承气汤。

这里的但欲呕、胸中痛、微溏者并非柴胡汤症，可能涉及阳明燥实证及太阴虚寒证，其心下温温欲吐已然说明机体有失液的表现，故曰以呕故知其曾用过吐下之法。

抵当汤与淤血性出血

【原文】太阳病，六七日，表证仍在，脉微而沉，反不结胸。其人发狂者，以热在下焦，少腹当硬满，小便自利者，下血乃愈。所以然者，以太阳随经，瘀热在里故也。抵当汤主之。(124)

抵当汤方

水蛭（熬） 虻虫各三十个（去翅足，熬） 桃仁二十个（去皮尖） 大黄

三两（酒洗）

上四味，以水五升，煮取三升，去滓，温服一升，不下，更服。

【病理生理】太阳病六七日后，表证仍在，脉象却有了变化，脉微而沉，说明外来致病因素由表开始入里，病不在胸中，与积液、炎症无关，所以不是结胸证。

"其人发狂者，以热在下焦"，何谓下焦？

三焦的下部，指下腹腔，自胃下口至二阴部分，能分别清浊，渗入膀胱，排泄废料，其气主下行。《灵枢·营卫生会》言："下焦者，别回肠，注于膀胱而渗入焉。故水谷者，常并居于胃中，成糟粕而俱下于大肠，而成下焦。渗而俱下。济泌别汁，循下焦而渗入膀胱焉。"由此看出，下焦包括大肠、膀胱及生殖系统，与盆腔的位置不谋而合。

因热导致盆腔静脉回流受阻（参考第106条），盆腔内的组织器官体积就会因此增大，长期的静脉淤血使静脉通透性增高，血液通过扩大的内皮细胞间隙漏出血管外，除了引发淤血性出血外，严重时还可使局部组织实质或间质细胞萎缩、变性、坏死、纤维化，最终形成硬化，故曰少腹当硬满。

此淤血性出血为组织内或体腔内局限性的出血，可包括腹腔积血、软组织血肿等，如果出血量大、出血速度快，短时间内可引起出血性休克。若在脑干、心包和视网膜出血，虽然量不大，但后果也很严重。治疗当及时排出淤血，热随淤血而泻，故下血乃愈。与水潴留无关，故曰小便自利。

"所以然者，以太阳随经，淤热在里故也"，再次强调病从太阳而来，随之入里生热导致静脉淤血性出血，当用抵当汤主之。

抵当汤的用药思考：水蛭、虻虫合用快速清除组织间或体腔内因淤血导致的出血；桃仁活血化淤为主；大黄泄热为主。

【原文】太阳病身黄，脉沉结，少腹硬。小便不利者，为无血也；小便自利，其人如狂者，血证谛也，抵当汤主之。（125）

【病理生理】"太阳病身黄，脉沉结，少腹硬，小便不利者"，与水、电解质的代谢有关（待到阳明篇详解），与淤血无关，这两者应当如何鉴别呢？

小便通畅和中枢神经功能障碍，为热入血室的典型表现，也为淤血证的特征性反应，故曰"小便自利，其人如狂者，血证谛也"，治疗可用桃核承气汤，也可用抵当汤，两者的区别在于：

桃核承气汤证偏向热，为淤血的早期表现，主要以静脉回流受阻为主，局部组织器官静脉回流受阻，血液淤积于小静脉及毛细血管内，造成静脉性充血，简称淤血，早期以少腹疼痛胀满为突出表现。

抵当汤证偏向瘀，为瘀血的中晚期表现，主要以静脉淤血滞留为主，发生淤血的局部组织和器官，由于血液的淤积而硬满，中晚期以少腹硬满为突出表现。静脉淤血的后果，除了能够引发淤血性出血、淤血性硬化外，时间长了之后，也可引发溶血性黄疸。少腹硬为静脉淤血中晚期的表现。

另外，静脉回流功能受限，导致血流淤滞，易诱发血栓，也可酌情给与桃核承气汤或抵当汤。

抵当丸与慢性静脉淤血

【原文】伤寒有热，少腹满，应小便不利，今反利者，为有血也。当下之，不可余药，宜抵当丸。（126）

抵当丸方

水蛭二十个（熬）　虻虫二十个（去翅足，熬）　桃仁二十五个（去皮尖）大黄三两

上四味，捣分四丸。以水一升，煮一丸，取七合服之。晬时当下血，若不下者，更服。

【病理生理】太阳伤寒，病由寒化热，由表入里，若少腹满，小便不利，则为水潴留；若少腹满，小便反而畅通，则说明此为盆腔静脉淤血，少腹满较少腹硬程度轻，且不急迫，当为慢性静脉淤血，故用抵当丸缓下即可。

【原文】太阳病，小便利者，以饮水多，必心下悸；小便少者，必苦里急也。（127）

【病理生理】太阳病，如果饮水过多过快，就很容易稀释血浆晶体渗透压，导致细胞外液增多。于是，机体为了自保，首先会抑制抗利尿激素的分泌以提高血浆晶体渗透压，故小便利。继而因为血浆的持续减少，必会导致细胞外液及血容量的不足，故必心下悸。

当机体出现血容量减少的情况，就会优先调节血容量，通过激活肾素-血管紧张素-醛固酮系统以增加水钠的重吸收，以达到自身输液的目的，因此也会出现水潴留的情况，故"小便少者，必苦里急"。

辨太阳病脉证并治下

【原文】问曰：病有结胸，有脏结，其状何如？答曰：按之痛，寸脉浮，

关脉沉，名曰结胸也。（128）

何谓脏结？答曰：如结胸状，饮食如故，时时下利，寸脉浮，关脉小细沉紧，名曰脏结。舌上白苔滑者，难治。（129）

【病理生理】因外来致病因素凝聚胸中而病的为"结胸"，是机体自身调节机制尚强的表现；因组织器官功能衰竭而凝聚在胸中的病为"脏结"，是机体自身调节即将失代偿的表现。

例如胸腔积液，是临床上常见的一种由于胸膜腔内病理性液体积聚而导致的疾病，可分为渗出性胸腔积液和漏出性胸腔积液两种情况。这两种胸腔积液也是有区别的，渗出性胸腔积液的发生主要与炎症反应有关，是机体血管防御的应激反应，主要表现为压痛，多是来自体腔、浆膜腔的病变，脉象特点为寸脉浮，关脉沉。而漏出性胸腔积液的发生主要与脏腑功能衰竭有关，如肝肾衰竭、胃肠功能障碍引起低蛋白血症、充血性心力衰竭等均可继发胸腔积液，主要表现除了压痛外，还伴有脏腑功能衰竭的情况，如时时下利等，脉象特点为寸脉浮，关脉小细沉紧。舌上白苔滑者，难治。

【原文】脏结无阳证，不往来寒热，其人反静，舌上苔滑者，不可攻也。（130）

【病理生理】脏结无阳证，说明患脏结的人或者说组织器官功能衰竭的人，通常抗病能力比较弱，没有足够的能力抗损伤，基本上属于损伤的程度远远大于抗损伤的能力，血管防御应激机制处于失代偿状态，所以没有往来寒热，其人反而喜欢安静，或者说精神萎靡不振、但欲寐。说明病情已发展为少阴证，即使舌上苔滑，水停滞留，也不可用攻下之法快速利水。所以上条说"舌上白苔滑者，难治"。

大陷胸丸与急性胸膜炎

【原文】病发于阳，而反下之，热入，因作结胸；病发于阴，而反下之，因作痞也。所以成结胸者，以下之太早故也。结胸者，项亦强，如柔痉状，下之则和，宜大陷胸丸。（131）

大陷胸丸方

大黄半斤　葶苈半升（熬）　芒硝半升　杏仁半升（去皮尖，熬黑）

上四味，捣筛二味，内杏仁、芒硝，合研如脂，和散，取如弹丸一枚，别捣甘遂末一钱匕，白蜜二合，水二升，煮取一升，温顿服之，一宿乃下。如不下，更服，取下为效，禁如药法。

【病理生理】"病发于阳"，是病在表当发汗解表而愈，反用了下法，导致病情进一步发展，机体因而启动了以渗出为主的血管防御反应，所以结胸以热、痛为主。"病发于阴"，病在里或者说病在于脏腑功能障碍，本该通过增加其供血、供氧来改善，反而用了下法损耗血容量，机体因而启动了神经–体液调节机制，通过减少外周及腹腔内脏器官血流来保障重要脏器心脑的供血供氧，胃肠血流因此减少，胃肠黏膜黏液屏障因此受损，造成胃肠消化吸收不良，胃肠道因水谷滞留而胀满，故而作痞。所以，误用下法是造成结胸、心下痞的直接原因。

"结胸者"，首先说明此病是以渗出为主的血管防御反应，病变位置在体腔或浆膜腔。"项亦强，如柔痉状"，则进一步说明体腔或浆膜腔内有积液，且病变位置在胸腔，与临床急性胸膜炎类似。

早期急性胸膜炎积液量少时，可有明显的胸痛，并于吸气时加重。当积液增多时，胸膜脏层和壁层分开，胸痛可减轻或消失，继而影响上腔静脉的回流，导致颅内压增高，重者可引起继发性脑水肿。颈项僵直、角弓反张、汗出、不恶寒为柔痉状，即颅内压升高后引起的脑膜刺激征，治疗当用下法排出积液，因积液主要在胸中且波及面广，故用大陷胸丸缓下之，丸剂的作用缓和持久，并有补益和矫味作用。

大陷胸丸的用药思考：葶苈子多用于胸水积滞，可直接锁定胸腔为病变位置，且性寒清热，专治炎性渗出；大黄、芒硝合用可泄热、可软坚，可助顽痰或积液快速通过肠道排出；苦杏仁存津液，防止体液的流失。

【原文】结胸证，其脉浮大者，不可下，下之则死。(132)

【病理生理】结胸证脉浮大，说明机体存在脱水热的状态，也就是结胸伴有高渗性脱水的情况，此时绝不可再用泻水法下之，下之则会因失液而直接导致组织器官的缺血缺氧，继而萎缩变性坏死。

【原文】结胸证悉具，烦躁者亦死。(133)

【病理生理】具备结胸证的临床表现，若出现中枢神经系统的病变，如烦躁，这与胸腔积液继发脑水肿类似，重者可引发脑疝，可致意识丧失、呼吸间断或停止，从而失去生命。

【原文】太阳病，脉浮而动数，浮则为风，数则为热，动则为痛，数则为虚。头痛发热，微盗汗出，而反恶寒者，表未解也。医反下之，动数变迟，膈内拒痛，胃中空虚，客气动膈，短气烦躁，心中懊憹，阳气内陷，心下因硬，则为结胸，大陷胸汤主之。若不结胸，但头汗出，余处无汗，剂颈而还，小便

不利，身必发黄。(134)

【病理生理】太阳病，表未解也，医反下之，病情出现了两种变化：

1. 发展为结胸证：若表现为膈内拒痛，胃中空虚，阳气内陷，心下因硬等症，病位在胸中、心下，在体腔或浆膜腔，病机为机体的血管防御反应，病性为炎性渗出性积液，故当用大陷胸汤治疗。

2. 发展为黄疸证：不结胸，但头汗出，余处无汗，齐颈而还，小便不利，说明损耗了体液，机体因而启动神经-体液调节机制，通过增加抗利尿激素的分泌来增加水的重吸收，以达到自身输液的目的，因此会出现水潴留的情况。若在这个过程中影响了胆汁的分泌，导致胆汁在胆管内淤滞，造成胆囊功能障碍，胆管内压力升高达到一定程度后，连接毛细胆管和胆管的 Hering 壶腹破裂，胆汁进入淋巴，继而进入血循环，而致黄疸，其病位在胆腑，病机为神经-体液调节机制，病性为胆汁淤积，故曰"身必发黄"。

大陷胸汤与急性腹膜炎

【原文】伤寒六七日，结胸热实，脉沉而紧，心下痛，按之石硬者，大陷胸汤主之。(135)

大陷胸汤方

大黄六两（去皮） 芒硝一升 甘遂一钱匕

上三味，以水六升，先煮大黄取二升，去滓，内芒硝，煮一二沸，内甘遂末，温服一升，得快利，止后服。

【病理生理】"伤寒六七日，结胸热实"，说明病从表而来，且持续了一段时间后，发展为结胸，以热实为主。也就是说体腔或浆膜腔内因大量渗出而形成积液，等同炎性积液。病已由表入里，处于损伤与抗损伤的过程中，故脉沉而紧。"心下痛，按之石硬"，进一步说明该结胸的病位及主要临床表现。其按之石硬与临床板状腹类似。腹膜受刺激而引起腹肌痉挛，腹壁常有明显紧张，甚至强直硬如木板，称为板状腹，为急性腹膜炎引起的腹膜刺激征。腹膜刺激征还包括腹部压痛、反跳痛，故而"心下痛"强调了该积液的位置在腹膜腔。

综合来看，此结胸证与临床急腹症类似。在急性弥漫性腹膜炎病例中，由于腹膜渗出大量液体，可导致水、电解质代谢及酸碱平衡紊乱，可造成心、肺、肾等重要器官功能的损伤。故其治疗当用大陷胸汤以快速泻热利水。

大陷胸汤的用药思考：甘遂多用于胸腹积水，锁定体腔，作用面积比较广；大黄、芒硝合用可泄热以减少渗出，可软坚助顽痰、积液快速排出。

【原文】伤寒十余日，热结在里，复往来寒热者，与大柴胡汤；但结胸无大热者，此为水结在胸胁也，但头微汗出者，大陷胸汤主之。(136)

【病理生理】"伤寒十余日"，说明病从外而来，持续了一段时间，病情开始发展，由表入里。"热结在里，复往来寒热者"，指病邪入里后，机体启动了血管防御应激反应，目前处于抗损伤的状态中，可以表现为黏膜的早期炎性反应。

黏膜是指口腔、鼻腔、胃肠道、胆管、尿道等与外界相通体腔的湿润衬里，体内的消化、呼吸、排泄、生殖等各器官内壁由黏液保持其表面湿润，其作用是作为人体免疫系统的第一道防线。

如由于胆囊黏膜损伤，出现反复的胆囊壁炎症、胆囊功能障碍，造成胆汁淤滞、胆囊排空障碍，继而出现心下急，呕不止，可酌情给与大柴胡汤。

若伤寒十余日，"但结胸，无大热者，此为水结在胸胁也"，说明病位在体腔或浆膜腔，不在胃肠内，不是阳明燥热之证，病机为渗出液积聚在体腔，病情进一步发展为结胸热实，故为"水结在胸胁也"。"但头微汗出"，为机体的应激反应，为交感神经兴奋时的表现，说明机体的血管防御应激机制过强，因此产生过多的渗出液，形成炎性积液，当用大陷胸汤治疗。

此条文也同时说明大柴胡汤不能治疗体腔积液。大柴胡汤证与大陷胸汤证的区别在于，大柴胡汤证侧重于胆囊腔内的胆汁淤积；大陷胸汤证侧重于体腔内渗出性积液。

大陷胸汤与渗出性腹腔积液

【原文】太阳病，重发汗而复下之，不大便五六日，舌上燥而渴，日晡所小有潮热，从心下至少腹硬满而痛，不可近者，大陷胸汤主之。(137)

【病理生理】太阳病，多次发汗后又用了下法，病情进一步发展到"不大便五六日，舌上燥而渴，日晡所小有潮热，从心下至少腹硬满而痛，不可近者"，乍一看，与阳明燥热证十分类似，但阳明燥热证的不大便等，涉及水、电解质代谢紊乱，涉及胃肠排空障碍，为病在胃肠，胃肠内容物因"热"或者脱水而燥结滞留堵塞，临床表现除了不大便、口渴、潮热、腹痛拒按外，还当有明显的中枢神经系统功能障碍的表现，如谵语等，其腹中胀痛硬满的位置以脐周为主。而此证的疼痛硬满是从心下到少腹，涉及整个腹部，病位应该在腹膜腔。

由腹膜围成的腔叫腹膜腔，分腹腔（心下）和盆腔（少腹）两部分。男性的腹膜腔不与外界相通；女性腹膜腔可经输卵管、子宫腔和阴道与外界相通。故女性容易引起腹膜腔感染。

腹膜炎的初期，肠蠕动增加，不久则减弱，发展为肠麻痹，肠麻痹发生后肠道分泌增加，吸收减少，肠腔内大量积气、积液，肠壁、腹膜、肠系膜水肿并有大量炎性渗出物进入腹腔，形成渗出性腹腔积液，故而硬满而痛、拒按，当用大陷胸汤泄热利水。

此条文为大陷胸汤证与属阳明燥热证的大承气汤证的对比，大陷胸汤证为炎性积液在腹膜腔；大承气汤证为大便燥结堵塞在胃家（即胃肠道）。

小陷胸汤与炎性水肿

【原文】小结胸病，正在心下，按之则痛，脉浮滑者，小陷胸汤主之。(138)

小陷胸汤方

黄连一两　半夏半升（洗）　栝楼实大者一枚

上三味，以水六升，先煮栝楼，取三升，去滓，内诸药，煮取两升，去滓，分温三服。

【病理生理】小结胸病，为结胸证的一种，其病位正在心下，说明炎症发生在腹腔的局部，锁定腹部某个固定位置或者说某个组织间隙。"按之则痛"，则为腹部某个固定位置或某个组织间隙的压痛、腹肌紧张，可表现为腹腔某个组织器官的炎性水肿。由于发炎的器官相对肿大，使富含感觉神经末梢的被膜张力增加，神经末梢受牵拉而引起疼痛，如果病情较为严重，还可累及邻近腹膜，因此出现压痛、反跳痛，继而引发局限性腹膜炎。

压痛，是采用触诊法检查患者患处时出现的一种疼痛反应。反跳痛，是腹膜壁层已受炎症累及的征象，是医者手压腹部突然抬手时腹膜被牵拉引起的疼痛。局限性腹膜炎，是相较于弥漫性腹膜炎而言的，指局限在一个固定部位的腹膜炎，如阑尾炎常引起右下腹的腹膜炎，可酌情给与小陷胸汤。弥漫性腹膜炎，是炎症在腹腔内播散累及整个腹腔，因而形成腹腔积液或者说炎性积液，可出现全腹压痛和反跳痛，可酌情给与大陷胸汤。

"脉浮滑者"，何谓滑脉？《脉经》曰"往来前却，流利展转，替替然与数相似"，滑与数，皆往来流利。但滑脉的主要特征是往来前却，前是前进，却是后退，既有血流速度的先快后慢，又有血管口径的先收缩后扩张，完全符合机体血管防御反应的血流动力学改变，故脉浮滑主要提示机体的血管防御反应能力较强，微动脉目前处于充血状态。数脉的主要特征是往来急迫，主要体现动脉搏动的频率比较快，成人每分钟超过 100 次，称为心动过速。"小结胸病，正在心下，按之则痛，脉浮滑者"，当为炎性水肿的状态。炎性水肿，又称为组织水肿，是因为炎症而造成的渗出液聚集在组织间隙而产生的水肿，应该用小陷胸汤治疗。

小陷胸汤的用药思考：黄连作用于组织器官，起到清热解毒消炎的作用；栝楼实，形如心包，味厚而质润，有燥化之功，能涤除组织间的痰饮或者说渗出液；半夏作用于心下，稀释中和毒素，并促进新陈代谢。歌诀：小陷胸汤连夏蒌，宽胸散结涤痰优，痰热内结痞满痛，苔黄脉滑此方求。

小陷胸汤证与大陷胸汤证相比较：从炎症角度来说，大陷胸汤证侧重于炎性积液，其渗出液主要存在于体腔、自然管道、浆膜腔，涉及面广泛；小陷胸汤证侧重于炎性水肿，其渗出液主要存在于组织间隙，涉及面局限。

从临床急腹症来说，大陷胸汤证为弥漫性腹膜炎并伴有腹腔积液，主要表现为腹肌痉挛、腹壁硬如木板，痛不可近；而小陷胸汤证仅治疗因某个组织器官的炎症引发的局限性腹膜炎，且不伴有腹腔积液，没有板状腹，疼痛也较轻，主要表现以压痛为主。

【原文】太阳病二三日，不能卧，但欲起，心下必结，脉微弱者，此本有寒分也。反下之，若利止，必作结胸；未止者，四日复下之，此作协热利也。(139)

【病理生理】太阳病，二三日，若寒邪直接侵扰支气管，支气管平滑肌就会出现敏感而过强的收缩反应，同时伴有黏液分泌，引起气道窄缩和气道阻力增加，胸膜腔负压也会因此增加。若胸腔负压因气道阻力持续升高，就会影响气体的交换及静脉回流，静脉回流受阻自然也会影响组织液、淋巴液的回流，必会导致细胞外液增多（漏出液），因而心下寒水凝结。"不能卧，但欲起"，因端坐时部分组织液及血液转移到躯体下半部，胸腔容积增大，肺活量增加，可减轻并预防肺水肿。

肺水肿是肺内组织液的生成和回流平衡失调，使大量组织液在很短时间内不能被肺淋巴和肺静脉系统吸收，从肺毛细血管内外渗，积聚在肺泡、肺间质和细小支气管内，从而造成肺通气与换气功能严重障碍，在临床上表现为极度的呼吸困难，端坐呼吸，发绀，大汗淋漓，阵发性咳嗽伴大量白色或粉红色泡沫痰等，心肺的功能因此受损，抗损伤的能力因此下降，故而脉微弱。

"此本有寒分也"，说明此种情况为外之寒邪导致心下寒水凝结（可酌情给与小青龙汤治疗），不应该用泻下之法，如果反用了泻下之法，会出现两种结果：

1. 下利止：因下法引邪入里造成组织器官黏膜损伤，必会引发炎性水肿，故曰"若下利止，热入，必作结胸"（可酌情给与小陷胸汤治疗）。

2. 下利未止：又再次用下法，大量损耗了体液，造成肠黏膜的缺血缺氧，导致溃疡性结肠炎，症状以腹泻为主，排出含有血、脓和黏液的粪便，常伴有阵发性结肠痉挛性疼痛，并里急后重，排便后可获缓解。血性腹泻为其最常见的早期症状（可酌情给与黄芩汤治疗），故曰"此作协热利也"。

【原文】太阳病，下之，其脉促，不结胸者，此为欲解也。脉浮者，必结胸；脉紧者，必咽痛；脉弦者，必两胁拘急；脉细数者，头痛未止；脉沉紧者，必欲呕；脉沉滑者，协热利；脉浮滑者，必下血。(140)

【病理生理】此条主要描述脉象的变化，在此不过多解析。

文蛤散与皮疹

【原文】病在阳，应以汗解之，反以冷水潠之，若灌之，其热被劫不得去，弥更益烦，肉上粟起，意欲饮水，反不渴者，服文蛤散；若不差者，与五苓散；寒实结胸，无热证者，与三物小陷胸汤，白散亦可服。(141)

文蛤散方

文蛤五两

上一味，为散，以沸汤和一方寸匕服，汤用五合。

五苓散方

猪苓十八铢（去皮）　泽泻一两六铢　白术十八铢　茯苓十八铢　桂枝半两（去皮）

上五味，捣为散，以白饮和服方寸匕，日三服，多饮暖水，汗出愈，如法将息。

白散方

桔梗三分　巴豆一分（去皮心，熬黑，研如脂）　贝母三分。

上三味，为散，内巴豆，更于臼中杵之，以白饮和服，强人半钱匕，羸者减之。病在膈上必吐，在膈下必利。不利，进热粥一杯；利过不止，进冷粥一杯。身热皮粟不解，欲引衣自覆者，若以水潠之洗之，益令热劫不得出，当汗而不汗则烦。假令汗出已，腹中痛，与芍药三两如上法。

【病理生理】"病在阳"，指病在太阳，"在表"，机体通过体温调节机制以驱敌灭敌，当用发汗解表之法助机体驱除外来致病因素，但却反用冷水，或喷洒或饮用以降温。外周皮肤血管因冷水刺激由舒张转为收缩，竖毛肌因此收缩而形成鸡皮疙瘩，使机体的散热机制受到抑制，血温也因此升高，造成表寒里热的局面。虽然想喝水，但口又不是特别渴，说明病还未入里仍在表，里热被表寒所劫，使得病邪因此滞留在表，临床上可能出现类似皮疹的疾病。若机体出现发热、恶寒、身疼痛、无汗烦躁等症，则当用大青龙汤治疗；若机体出现发热、恶寒、口渴而自汗出等症，则酌情给与文蛤散，也可酌情给与桂枝二越婢一汤。笔者认为，这里文蛤散指的应是文蛤汤（文蛤五两，麻黄、甘草、生姜各三两，石膏五两，杏仁五十个，大枣十二枚）。

若服用文蛤汤后未见效，说明因寒影响了汗液的分泌，造成"水气"滞留在表里之间，游离水大于结合水，当用五苓散治疗。

病发于阳，反用冷水喷洒或饮用，也可直接造成寒实结胸，病由体表进入体腔。热实结胸为渗出性体腔积液，寒实结胸则为漏出性体腔积液。渗出液积聚在体腔的，当酌情给与大陷胸汤治疗，渗出液积聚在组织间隙的，当酌情给与小陷胸汤治疗；漏出液积聚在体腔的，当酌情给与十枣汤治疗，漏出液积聚在组织间隙的，当酌情给与三物小陷胸汤治疗。

笔者认为，此三物小陷胸汤当为《金匮要略》中治疗胸痹病的栝楼薤白半夏汤（胸痹不得卧，心痛彻背者，栝楼薤白半夏汤主之。栝楼实一枚，薤白三两，半夏半斤，白酒一斗），白散亦可用。

【原文】太阳与少阳并病，头项强痛，或眩冒，时如结胸，心下痞硬者，当刺大椎第一间、肺俞、肝俞，慎不可发汗，发汗则谵语，脉弦，五日谵语不止，当刺期门。(142)

【病理生理】太阳与少阳并病，既有发热恶寒、头项强痛的太阳表证，又有眩冒、结胸、心下痞硬的少阳证，这时的治疗既不能用汗法解表，又不能用泻法攻下，可用针法。若用汗法损耗了体液，使神经失养则出现谵语。而脉弦、谵语不止者，则说明热入血室，当刺期门穴。

大椎第一间：在第七颈椎和第一胸椎棘突之间，主治外感风寒疟疾，头项强痛，背膊拘急等症。

肺俞：当第三、第四胸椎横突起间，在脊外方一寸五分，主治外感上气，喘满咳嗽等症。

肝俞：当第九、第十胸椎横突起间，在脊椎外方一寸五分，主治气痛，呕酸，胸满，肋痛，黄疸等症。

期门：乳头直下二肋间，主治热入血室，伤寒过经不解，胸胁疼痛，呕吐等症。

【原文】妇人中风，发热恶寒，经水适来，得之七八日，热除而脉迟身凉，胸胁下满，如结胸状，谵语者，此为热入血室也，当刺期门，随其实而取之。（143）

妇人中风，七八日续得寒热，发作有时，经水适断者，此为热入血室，其血必结，故使如疟状，发作有时，小柴胡汤主之。（144）

妇人伤寒，发热，经水适来，昼日明了，暮则谵语，如见鬼状者，此为热入血室。无犯胃气及上二焦，必自愈。（145）

【病理生理】这三个条文均提示女性在月经期间得了太阳病，或伤寒或中风，如果没有得到及时的正确治疗，病情很容易进一步发展，外来致病因素也很容易随之入里与血结，月经周期也会因此受到影响。

若表现为如疟状，发作有时，也就是阵发性交替出现发冷和高热，即寒热往来，此为机体的血管防御应激反应，当用小柴胡汤治疗。在这种应激反应的过程中，会改变神经-内分泌系统的活动，比如抑制促性腺激素释放激素和黄体生成素的分泌，还可使性细胞对上述激素产生抵抗，影响女性的月经及妊娠，出现月经不调或停经、泌乳减少等。若月经因此停止，热不得随经血泻下，就会淤滞在血室。

何谓血室？血室，藏血之处也。笔者认为，当为静脉，静脉为容量血管，平时可容纳70%的血液，热入血室，静脉因热舒张，影响了静脉回流，就会导致静脉淤血，故其血必结。

针对女性而言，月经停止最先淤血的部位当为少腹也就是盆腔，临床盆腔淤血综合征中70%以上的患者伴有瘀血性乳房疼痛、肿胀，乳房硬结并有压痛，故胸胁下满，如结胸状。又因热入血室而使静脉回流受阻，影响了有效循环血量，中枢神经系统功能也受到影响，故而谵语，可刺期门穴排瘀血。

若妇人热入血室，存在短暂性盆腔静脉淤血的情况，但不影响胃肠的功能，也不影响正常的月经，热仍可随经血而下，病可随着月经结束而自愈。

柴胡桂枝汤与反应性关节炎

【原文】伤寒六七日，发热微恶寒，肢节烦疼，微呕，心下支结，外证未去者，柴胡桂枝汤主之。（146）

柴胡桂枝汤方

桂枝（去皮）　黄芩一两半　人参一两半　甘草一两（炙）　半夏二合半（洗）　芍药一两半　大枣六枚（擘）　生姜一两半（切）　柴胡四两。

上九味，以水七升，煮取三升，去滓，温服一升。本云人参汤作如桂枝法，加半夏、柴胡、黄芩，复如柴胡法，今用人参做半剂。

【病理生理】太阳伤寒六七日后，仍有发热微恶寒，既说明病从外而来，又说明表证一直未解。"肢节烦疼，微呕，心下支结"，则说明病情有了进一步发展，由体表蔓延到体内，从"肢节"到"心下"。"肢节"指四肢关节，"心下"属于体内组织器官之间或周围或体腔的范畴。在这里"微呕"是重点，是机体启动以血管防御为主的应激机制的特征性反应。

在这个过程中，机体一方面为了抗损伤加强了血管防御反应，通过渗出消除外来致病因素，"肢节烦疼"为四肢关节红肿热痛的表现，也是四肢关节炎性渗出的体现；另一方面机体为了自保，重新进行血液分布，通过减少体表外周及内脏器官的血流保证重要脏器（心、脑）的供血，消化系统的功能因此下降，引发胃排空障碍，胃内因此产生的积液、积气、积食等刺激胃黏膜造成其损伤，继而出现心下痞等症。"微呕"说明目前还未造成胃黏膜的损伤，消化系统功能仅仅受到轻微影响。"心下支结"，是由消化系统在抗损伤过程中产生的代谢产物堆积在了组织间隙导致的。这种状态当属血管防御应激反应中的警觉期，此期机体尚有足够的能力快速动员血管防御机制，当用柴胡桂枝汤治疗。

柴胡桂枝汤的用药思考：用小柴胡汤帮助机体清除"心下"的代谢产物，解除应激源，有效防治炎症的持续作用；用桂枝汤帮助机体清除外来致病因素，并促进体表外周的血液循环，有效防治肢体关节的炎性反应。

柴胡桂枝汤证与反应性关节炎有些类似，经典的反应性关节炎仅指某些特定的泌尿生殖系统或胃肠道感染后短期内发生的一类外周关节炎，全身症状突出，呈急性发病，多为非对称性分布的单一关节炎，主要累及膝和踝等下肢大关节，肩、腕、肘、髋关节及手和足的小关节也可累及，受累关节呈热、肿胀、剧痛和触痛。初次发病，症状通常在 3～4 个月消退，并可恢复正常，但有复发。超过 50% 的患者可出现皮肤黏膜症状。

柴胡桂枝干姜汤与代谢综合征

【原文】伤寒五六日，已发汗而复下之，胸胁满微结，小便不利，渴而不呕，但头汗出，往来寒热，心烦者，此为未解也，柴胡桂枝干姜汤主之。（147）

柴胡桂枝干姜汤方

柴胡半斤　桂枝三两（去皮）　干姜二两　栝楼根四两　黄芩三两　牡蛎二两（熬）　甘草二两（炙）

上七味，以水一斗二升，煮取六升，去滓，再煎，取三升，温服一升，日三服。初服微烦，复服汗出便愈。

【病理生理】"太阳伤寒五六日，已发汗而复下之"，指病从表来，已经持续了一段时间，先后用了汗法和下法但病未愈，反而导致了病情进一步发展。一方面因为体液损耗，影响了有效循环血量，机体启动了神经-体液调节机制，交感-肾上腺髓质系统因此兴奋，肾血流量因此减少，故而小便不利；一方面因为代谢产物增多，为了防止组织器官受损，机体进入了一场损伤和抗损伤的战备应激状态，相应增加肺泡通气量以保证机体的供氧量，加快心率促进静脉回流以增加心排血量，但因此也会产生不良反应：即胸腔负压升高引起胸胁的胀满感，心率的持续增快增加了心肌耗氧量，甚者诱发心肌缺血。

同时，由于儿茶酚胺类激素的分泌，分解代谢大于合成代谢，儿茶酚胺通过促进胰高血糖素的分泌及抑制胰岛素的分泌，促进脂质动员及糖原分解，继而血糖升高、游离脂肪酸相对增加，以保证机体的能量供应。在这个过程中，机体会阻止外周组织对能量的利用，以保证躯干内脏重要器官的能量需求，长此以往，除了会造成中心性肥胖（也称向心性肥胖，指患者体内脂肪沉积是以心脏、腹部为中心发展的一种肥胖类型。患者患病后食欲亢进，同时出现异常肥胖，出现锁骨上脂肪垫和水牛背，腹部脂肪明显堆积，而四肢却不肥胖，有时反而消瘦，与肥胖的躯体形成鲜明对照），血糖、血脂、尿酸等也会因此升高，肝脏的负荷也会因此加重，游离的脂肪酸等积聚在组织间隙或组织器官周围，故而胸胁满微结。

机体在这个过程中，也会进行血流重新分布，通过减少外周及内脏腹腔器官的血流，以保证心、脑的血液灌流量，因此也会产生不良影响：若外周小血管的长期收缩可导致高血压，若消化系统的血流持续减少可导致相应组织器官的缺血缺氧。

"渴而不呕"，则强调了一个问题：虽然目前机体的津液损耗直接影响了有效循环血量，但还未造成水潴留。小便不利为肾血流量减少的表现，须与五苓散证的"渴欲饮水，水入则吐者"做鉴别。

出汗，由交感神经肾上腺素能节后纤维调控，为交感神经兴奋的体征，"但头汗出"，是精神性出汗的表现，同时可伴有手心出汗。"往来寒热"，为机体损伤与抗损伤的状态，说明机体的血管防御能力尚强，病在少阳管辖的范畴。"心烦"，是交感-肾上腺髓质系统兴奋时对中枢神经系统功能的影响，可提高中枢兴奋性。"但头汗出，往来寒热，心烦者"，再次强调机体目前处于血管防御的应激状态。

综上所述，"胸胁满微结，小便不利，渴而不呕，但头汗出，往来寒热，心烦者"，当为血管防御应激反应中的能量耗竭期，此期最易发生物质代谢紊乱，也易引起神经内分泌的失调，用柴胡桂枝干姜汤治疗。

柴胡桂枝干姜汤的用药思考：柴胡、黄芩合用，增强机体抗损伤的能力，清除代谢产物及毒素等，并促进新陈代谢；桂枝、干姜合用，提升心肌收缩力，增加心排血量，促进周身血液循环，并促进外周组织利用氧及营养物质的能力；牡蛎，制约交感神经过度兴奋，降解积聚的游离脂肪酸等，并促进蛋白质、脂肪酸、糖原等合成利用；栝楼根，直接入血补充血容量，并稀释降解血液中的代谢废物；炙甘草保护细胞，防止组织器官的损伤，且调和诸药。

柴胡桂枝干姜汤证与代谢综合征类似。代谢综合征是指人体的蛋白质、脂肪、碳水化合物等物质发生代谢紊乱的病理状态，是一组复杂的代谢紊乱症候群，是导致糖尿病、心脑血管疾病的危险因素。

【原文】伤寒五六日，头汗出，微恶寒，手足冷，心下满，口不欲食，大便硬，脉细者，此为阳微结，必有表，复有里也。脉沉，亦在里也，汗出为阳微。假令纯阴结，不得复有外证，悉入在里，此为半在里半在外也，脉虽沉紧，不得为少阴病，所以然者，阴不得有汗，今头汗出，故知非少阴也，可与小柴胡汤。设不了了者，得屎而解。(148)

【病理生理】"伤寒五六日，头汗出，微恶寒，手足冷，心下满，口不欲食，大便硬，脉细者"，说明病从表来，病情有了进一步发展，由表开始入里，机体因此启动了血管防御应激反应，把外来致病因素控制在半表半里之间，因而除了头汗出，还有外周血管收缩、血流减少的微恶寒和手足冷，腹腔内脏器官血流减少、消化系统功能障碍的口不欲食、大便硬，及代谢产物增多的心下满，能量被消耗的脉细。此时机体所有的力量集中在抗损伤的防御增强中，故曰"阳微结"；头汗出，为交感神经兴奋的体征，也为阳微结的特征表现。

假若机体进入血管防御应激状态的耗竭期，继发微循环的缺血缺氧，引发组织细胞的缺血缺氧，造成组织细胞的损伤、变性、坏死，病情也就完全入里了，病情直接发展为少阴证，此时机体的自身调节能力即将进入失代偿状态，机体不会再有能力抗损伤了，故曰"纯阴结"。

然不论阳微结或纯阴结，均有脉沉或者脉沉紧的表现，那当如何鉴别呢？"但头汗出"为鉴别要点。当组织细胞因缺血缺氧受损伤后，机体就会减少能量损耗、降低基础代谢率、抑制炎症反应或者说抗损伤反应，以减轻细胞损伤。同时，交感-肾上腺髓质系统对组织器官的作用被抑制，机体进入失代偿状态，为少阴证或者说纯阴结，故而不会出现"但头汗出"。若出现了"但头汗出"，当为阳微结，说明机体仍有能力代偿，血管防御应激调节机制仍然发挥作用，当酌情给与小柴胡汤。

若服用小柴胡汤后病情还没有完全恢复，还有大便硬的情况，可酌情给与柴胡加芒硝汤通利大便，大便通后病必解。

半夏泻心汤与胃肠黏膜损伤

【原文】伤寒五六日，呕而发热者，柴胡汤证具，而以他药下之，柴胡证仍在者，复与柴胡汤，此虽已下之，不为逆，必蒸蒸而振，却发热汗出而解。若心下满而硬痛者，此为结胸也，大陷胸汤主之。但满而不痛者，此为痞，柴胡不中与之，宜半夏泻心汤。（149）

半夏泻心汤方

半夏半升（洗） 黄芩 干姜 人参 甘草（炙）各三两 黄连一两 大枣十二枚（擘）

上七味，以水一斗，煮取六升，去渣，再煎取三升，温服一升，日三服。须大陷胸汤者，方用前第二法。一方用半夏一升。

【病理生理】"伤寒五六日后，呕而发热者"，说明病情进一步发展为柴胡汤证，病邪由表进入半表半里，此时当用柴胡汤治疗，但却误用了其他泻下的方法。如果泻下后柴胡汤证仍在，可继续用柴胡汤治疗，这说明虽然误用了泻下法，但对机体的损害并不大，机体目前的血管防御应激能力仍然比较强，服用小柴胡汤后可汗出而解。

若误用了泻下法后，出现了心下满、硬痛，则说明外来致病因素已经积聚在细胞外、组织间，机体进入了以炎性渗出为主的抗损伤状态中，因而产生了胸腔积液、腹腔积液等，造成了结胸证，此时当用大陷胸汤治疗。

若用了泻下法后，损耗了血容量，机体因此启动了神经-体液调节机制，在这个过程中，随着腹腔内脏器官的血流持续减少，胃肠黏膜处于缺血缺氧的状态，胃肠黏膜因此受损，影响了其消化吸收功能，造成胃肠排空障碍，胃内压因此升高，组织液及淋巴回流因此受阻，故而心下但满不痛，此为痞，是消化系统功能障碍，涉及胃肠黏膜的缺血及损伤，宜用半夏泻心汤治疗。

半夏泻心汤的用药思考：半夏，稀释降解未被消化的"饮食"，并促进胃排空，降低胃内压，从根源上解决组织液及淋巴回流不畅的问题；黄芩、黄连合用，作用于胃肠黏膜，以提高其抗炎能力；干姜、炙甘草合用，增强胃肠血流，以增强胃肠黏膜抗损伤能力；人参，补充能量，加强机体自我修复能力。

此条文提到了柴胡汤、大陷胸汤、半夏泻心汤，这三类汤方均可治疗"心下"的问题，小柴胡汤治疗"心下满"，大柴胡汤治疗"心下急"，大陷胸汤治疗"心下满而硬痛"，小陷胸汤治疗正在心下的"按之则痛"，半夏泻心汤治疗"心下满而不痛"。相对而言，大陷胸汤证和小陷胸汤证比较容易鉴别，心下满而硬痛、按之则痛为主要症状和体征，痛为主要表现，以炎性渗出为主，由内源性体液中的炎症介质引发，所以陷胸汤的治疗以清热、排出积聚在体腔的积液或组织间的渗出液为主；小柴胡汤与半夏泻心汤均有心下胀满的症状，均有不同程度的炎性反应，所不同的是，小柴胡汤证应该为外源性炎症介质（细菌、病毒、毒素、代谢产物）引发，其抗损伤的能力、应激的能力较强，不涉及组织器官的结构损伤及体腔积液；半夏泻心汤证应该为内源性细胞释放的炎症介质引发，涉及组织器官结构的损伤，尤其表现在胃肠黏膜因血流减少而受损。

所以小柴胡汤的治疗以增加血管防御反应为主，消灭中和毒素、清除代谢产物为主要治疗作用，故发热汗出为解；半夏泻心汤的治疗则以增加受损组织器官的血流、提高细胞的抗炎能力为主，胃肠黏膜修复为解。故发热而呕，心下满而不痛，可先用小柴胡汤解外，服用后，仍有心下满而不痛，当用半夏泻心汤治里。

【原文】太阳少阳并病，而反下之，成结胸，心下硬，下利不止，水浆不下，其人心烦。(150)

【病理生理】太阳少阳并病，说明病仍未完全入里，不涉及阳明燥热的实证，治疗不应该用攻下法，若反用了攻下法，可能造成结胸，也可能造成脏结，其中"心下硬，下利不止，水浆不下，其人心烦"等，当为脏结的表现。所以疑此条有缺文，故不再详解。

【原文】脉浮而紧，而复下之，紧反入里，则作痞。按之自濡，但气痞耳。(151)

【病理生理】脉浮而紧，说明病在表，是太阳伤寒，此时反而误用了下法，导致病邪入里，如造成胃肠黏膜的损伤，则会引起心下阻滞不通的情况。

按之濡，若腹部按之柔软，则说明导致心下阻滞不通的原因在于"气"，而不是实实在在的"物质"。请参考161条。

十枣汤与漏出性积液

【原文】太阳中风，下利呕逆，表解者，乃可攻之。其人漐漐汗出，发作

有时，头痛，心下痞硬满，引胁下痛，干呕短气，汗出不恶寒者，此表解里未和也，十枣汤主之。（152）

十枣汤方

芫花（熬） 甘遂 大戟。

上三味等分，各别捣为散，以水一升半，先煮大枣肥者十枚，取八合，去滓，内药末，强人服一钱匕，羸人服半钱，温服之，平旦服；若下少，病不除者，明日更服，加半钱，得快下利后，糜粥自养。

【病理生理】太阳中风的表现为发热、汗出、恶风、脉浮缓，即使出现下利、呕逆等症，也当先发汗解表，才能酌情用其他攻里的方法治疗。若其人遍身出汗，但发作有时，汗出不恶寒，则说明病情有了进一步的发展。

"发作有时"为一种节律性变化，称为生物节律。人体内的各种功能按生物节律的频率高低可分为日周期、月周期等，这种生物节律的变化，一方面是来自机体在长期进化中形成的生物固有节律，如人体体温在 24 小时的日周期中，以凌晨 2～6 时最低，此时人体处于熟睡状态，体内多数生命活动处于相对静息状态，机体以最节能的方式维持基本生命活动的需要；清醒后，为适应新一天生活工作的需要，体温逐渐升高，在午后 1～6 时达到最高。另一方面，也会受到外环境变化的影响，比如气压、温度、湿度等在不同季候中的变化差异很大，人体所处的环境无时不在发生着变化，人体能根据内外环境的变化调整体内各种活动以适应变化的能力称为适应性。

所以发作有时一方面提示机体的内环境发生了改变，一方面说明机体有较强适应变化的能力，也就是神经内分泌调节能力。（由细胞外液构成的液体环境称作内环境，直接与细胞进行物质交换的内环境，正常情况下处于动态平衡状态，主要由神经内分泌调节。）

因下利、呕逆损耗了体液，影响了内环境的动态平衡，或因为渗透压的改变，或因为血容量的减少，机体启动了神经-体液调节机制，通过增加抗利尿激素的分泌以进行内环境的调节，保水大于排水，组织液的生成大于回流，故而极易形成体腔积液，"心下痞硬满"就是体腔积液形成的状态，为漏出性积液，是非感染性积液，与"心下硬满而痛"之大陷胸汤证的炎性渗出性积液的性质不同。

因为体腔积液影响了上腔静脉回流，故头痛；影响下腔静脉回流，故引胁下痛；因为神经-体液的调节机制，导致儿茶酚胺类激素及抗利尿激素的分泌增加，故干呕短气；汗出不恶寒，则说明机体表证已解，目前处于表解里未和的状态，故当用十枣汤治疗。

十枣汤的用药思考：芫花有排水、排钠的作用，对抗因交感–肾上腺髓质系统兴奋引起的水钠潴留；大戟其茎中空，作用于体腔，与甘遂合用，通利体腔积液；大枣既补充津液又能保存津液，增加血浆胶体渗透压以促进组织液回流，并防止体液的流失。

【原文】太阳病，医发汗，遂发热恶寒，因复下之，心下痞，表里俱虚，阴阳气并竭，无阳则阴独，复加烧针，因胸烦，面色青黄，肤瞤者，难治。今色微黄，手足温者，易愈。(153)

【病理生理】太阳病，医者用了发汗解表的方法后，发热恶寒的表证仍在，此时当继续发汗解表，却误用了下法，造成了心下痞。此说明病情有了进一步发展，外来致病因素由表开始入里，疾病发生在半表半里之间，为阳微结的状态，此时机体抗损伤的能力较强。

若误用了下法后，机体"表里俱虚，阴阳气并竭，无阳则阴独"，则说明病情发展到了纯阴结的层面，外来致病因素由体表入里，直接损伤了内脏器官组织，导致脏结，此时机体不但抗损伤能力非常弱，能量消耗也比较多。

若再用烧针（针刺与艾灸相结合的治法，即温针）治疗可直接引邪入血，进一步损耗体液，造成水、电解质代谢紊乱，继发低钾血症或高钾血症，均可造成心律失常、心烦、面色青黄、肌肉抽搐等症，严重的可危及生命，故难治。若用烧针后，面色微黄，手足温，则说明热入血室，泄出血中之热即可，故易愈。

大黄黄连泻心汤与漏出性出血

【原文】心下痞，按之濡，其脉关上浮者，大黄黄连泻心汤主之。(154)

大黄黄连泻心汤方

大黄二两　黄连一两

上二味，以麻沸汤二升渍之，须臾绞去滓，分温再服。

臣亿等看详大黄黄连泻心汤，诸本皆二味，又后附子泻心汤，用大黄、黄连、黄芩、附子，恐是前方中亦有黄芩，后但加附子也，故后云附子泻心汤，本云加附子也。

【病理生理】"心下痞，按之濡，其脉关上浮者"，说明以下三个方面的问题：

1. "心下痞"，说明病位在心下，还未完全入里，在组织间或组织周围，或黏膜或体腔或自然管道。

2. "按之濡"，腹部按之柔软，一方面说明不是结胸，无体腔积液，另一方面说明胃肠内没有滞留的内容物，也不是半夏泻心汤、生姜泻心汤和甘草泻心汤证。

3. "其关上脉浮者"，为胃中有"热气"的表现。

误下后，外来致病因素进入消化道，消化道反射性增强迷走神经活性，导致消化道血管平滑肌扩张、血流增加、活动增强（胃中"热气"的由来），使胃黏膜和黏膜下毛细血管扩张、通透性增加，造成漏出性出血（这种出血是由于毛细血管后静脉、毛细血管以及毛细血管前动脉的血管壁通透性增高，血液通过扩大的内皮细胞间隙和受损的血管基底膜而漏出于管腔外的），以外出血为常见。

血液离开组织为外出血，见于鼻血（鼻黏膜出血排出体外）、咯血（肺结核空洞或支气管扩张出血，经口排出体外）、呕血（消化性溃疡或食管静脉曲张出血，经口排出体外）、便血（结肠、胃出血经肛门排出）、尿血（泌尿道出血经尿道排出），皮肤的瘀点、紫癜（微小的出血进入皮肤、黏膜、浆膜面形成较小的出血称瘀点，稍大的出血称为紫癜）等。在组织内或体腔内局限性的出血为内出血，见于体腔积血等。若为体腔积血，心下必硬满，故心下痞、按之濡当为外出血的表现，可以用大黄黄连泻心汤治疗。

大黄黄连泻心汤的用药思考：大黄和黄连、黄芩均为凉药，三者合用既可以快速抑制毛细血管扩张、降低毛细血管的通透性以达到止血的目的，又可以凉降"热气"以减少胃肠的血流，还可以及时清除代谢产物以提高胃肠黏膜抗炎的能力。

最精妙的地方在于煎煮方法，用煮沸的水浸泡几分钟即可，重在取大黄、黄连、黄芩之寒气，目的在于凉降，而不是泻下，以寒气刺激机体，收缩消化道血管平滑肌、减少血流，可止血。

笔者认为，大黄黄连泻心汤方中当加黄芩，黄芩可减慢血流，可收缩毛细血管，可锁定病变部位在少阳所管辖的区域。

附子泻心汤与反射性血压下降

【原文】心下痞，而复恶寒汗出者，附子泻心汤主之。(155)

附子泻心汤方

大黄二两　黄连一两　黄芩一两　附子一枚（炮，去皮，破，别煮取汁）

上四味，切三味，以麻沸汤二升渍之，须臾绞去滓，内附子汁，分温再服。

【病理生理】"心下痞，而复恶寒汗出者"，说明大黄黄连泻心汤证有了进一步发展，机体因外出血过多，影响了有效循环血量，导致反射性血压下降，临床上主要表现为血压快速下降、心动过缓、头晕、面色苍白、出冷汗、皮肤发凉、胸闷气短，甚至出现意识障碍等，所以需要立刻给与升压药物进行治疗，故当用附子泻心汤。

附子泻心汤的用药思考：用炮附子可增加肾上腺素的分泌，可增加心肌收缩力，可促进外周血管及内脏血管收缩，可升压，可辅助大黄黄连泻心汤止血。

大黄黄连泻心汤及附子泻心汤均可治疗临床上的消化道出血，在一般状况下，小量（400毫升以下）、慢性出血多无明显自觉症状，可见腹胀、便血等，酌情给与大黄黄连泻心汤治疗。急性、大量出血时出现头晕、心慌、冷汗、乏力、口干等症状，可酌情给与附子泻心汤治疗。

随着出血量增加，血压逐渐下降，出现晕厥、四肢冰凉、尿少、烦躁不安等症状，机体即将进入失血性休克状态，这就不是附子泻心汤的治疗范畴了。

【原文】本以下之，故心下痞，与泻心汤，痞不解，其人渴而口燥烦，小便不利者，五苓散主之。一方云，忍之一日乃愈。（156）

【病理生理】本为太阳病，却误用了下法，导致了心下痞，给与泻心汤后，痞证仍在。

"其人渴而口燥烦，小便不利"，说明误用下法后损耗了体液，影响了血浆渗透压，故渴而口燥烦，机体因此启动神经-体液调节机制，通过增加抗利尿激素的分泌以维持内环境的动态平衡，同时，抗利尿激素的分泌增加也易导致水潴留，故而小便不利，细胞外液因此增加易造成心下痞，故当用五苓散治疗。

生姜泻心汤与肠鸣音亢进

【原文】伤寒汗出解之后，胃中不和，心下痞硬，干噫食臭，胁下有水气，腹中雷鸣，下利者，生姜泻心汤主之。（157）

生姜泻心汤方

生姜四两（切）　甘草三两（炙）　人参三两　干姜一两　黄芩三两　半夏半升（洗）　黄连一两　大枣十二枚（擘）

上八味，以水一斗，煮取六升，去滓再煎，取三升，温服一升，日三服。附子泻心汤，本云加附子。半夏泻心汤、甘草泻心汤，同体别名耳。生姜泻心汤，本云理中人参黄芩汤去桂枝、术，加黄连并泻肝法。

【病理生理】伤寒，汗出表解之后，出现了胃中不和，此为胃肠黏膜功能受损的症状。

胃黏膜功能受损，胃内容物排空障碍，胃内食物残渣因此停留，胃因此扩张，除了造成消化延缓或不良，还会影响淋巴回流及组织液回流，故而出现心下痞硬，胁下有水气；因为消化延缓或不良，滞留在胃的食物残渣液化产生气体，故而有嗳气口臭、腹胀、食欲不振等症。

肠黏膜功能受损，易导致吸收不良，肠腔内便会滞留没有被吸收的物质，当肠蠕动开始增强时，肠管内滞留的气体和液体随之流动、激荡而产生响亮、高亢，甚者呈叮当声或金属音，为腹中雷鸣，类似肠鸣音亢进的表现。

肠鸣音是指肠蠕动时，肠管内气体和液体随之流动而产生断续的咕噜声。正常情况下，肠鸣音每分钟4～5次，其频率、声响和音调变异较大，餐后频繁而明显。若肠蠕动增强时，肠鸣音达每分钟10次以上，且响亮、高亢，甚至呈叮当声或金属音，称为肠鸣音亢进。随着肠蠕动的增强而下利，为腹中雷鸣下利，所以此下利为机体除去腹秽的方式，为机体的防御反应，与四逆汤证的亡阳下利完全不同，故当用生姜泻心汤治疗。

生姜泻心汤的用药思考：生姜可使胃肠节律及蠕动增加，与半夏合用可稀释降解胃肠内容物以促进消化与吸收，与干姜合用可增加胃肠血流以提高胃肠的消化与吸收功能；黄芩、黄连合用以提高胃肠黏膜抗炎抗损伤的能力；人参补充能量以助胃肠自我修复。

甘草泻心汤与克罗恩病

【原文】伤寒中风，医反下之，其人下利，日数十行，谷不化，腹中雷鸣，心下痞硬而满，干呕，心烦不得安。医见心下痞，谓病不尽，复下之，其痞益甚，此非结热，但以胃中虚，客气上逆，故使硬也，甘草泻心汤主之。（158）

甘草泻心汤方

甘草四两（炙） 黄芩三两 干姜三两 半夏半升（洗） 大枣十二枚（擘） 黄连一两

上六味，以水一斗，煮取六升，去滓，再煎取三升，温服一升，日三服。

臣亿等谨按：上生姜泻心汤法，本云理中人参黄芩汤。今详泻心以疗痞，痞气因发阴而生，是半夏、生姜、甘草泻心三方，皆本于理中也。其方必各有人参，今甘草泻心中无者，脱落之也。又按《千金方》并《外台秘要》，治伤寒蓋食，用此方皆有人参，知脱落无疑。

【病理生理】伤寒或者中风，当用发汗解表之法，反用了泻下之法，患者每天腹泻十几次，大便中还可以看到没有被消化的食物，说明病情有了进一步的发展，影响了胃肠的消化吸收功能。

因为腹泻损耗了消化液，破坏了胃肠道屏障功能，使得胃肠道黏膜受损，导致消化吸收不良，故而还伴有心下痞硬而满；腹中雷鸣，则再次说明机体的血管防御应激能力尚强，还可以通过肠蠕动增加的方式排出腹秽；心烦不得安，则提示腹泻后损耗了消化液，也影响了血容量，机体因此启动了神经-体液调节机制，其中枢效应主要表现在心烦、焦虑、紧张、不安、失眠等，其外周效应表现在体表外周及胃肠血流减少，胃肠黏膜进一步损伤，消化吸收功能障碍更甚。医者见心烦不得安、心下痞不解，以为仍有热未解，又再次用了下法，进一步加重了胃肠黏膜的损伤，可造成应激性溃疡。

胃是应激状态下最为敏感的器官，情绪可抑制胃酸分泌和胃蠕动，紧张和焦虑可引起胃黏膜糜烂。对应激性溃疡来说，胃黏膜屏障的损伤是一个非常重要的发病原因，任何影响胃壁血流的因素都会对胃黏膜上皮细胞的功能产生影响，削弱胃黏膜屏障。失液、失血、全身性感染等应激状态，均能减少胃壁的血流，发生应激性溃疡。

因为是应激性溃疡，而不是消化性溃疡，临床表现以反酸为主，还会伴有不同程度的恶心、呕吐、烧心、腹胀等症状，故曰"此非结热，但以胃中虚，客气上逆，故使硬也"，其硬为肠壁增厚、僵硬的表现，与西医所讲的克罗恩病有些类似。

克罗恩病是一种病因不明的消化道慢性炎症肉芽肿疾病，从口腔至肛门的各段消化道均可受累，多见于回肠末端和邻近结肠，病灶多为肠道溃疡，呈节段性或跳跃性分布，病变累及消化道全层可致肠壁变厚、肠腔狭窄、肠道穿透，可侵犯肠系膜和局部淋巴结。克罗恩病可累及全身各个系统，除了腹泻、腹痛、发热、营养不良等典型症状外，还伴发一系列肠外表现，包括口腔溃疡、脊柱关节炎、眼炎、皮肤损害、肝胆疾病等，女性还易发生外阴部的多发性溃疡，称为外阴克罗恩病。大部分外阴克罗恩病患者伴有回结肠炎或有肠切除史。

"其人下利，日数十行，谷不化，腹中雷鸣，心下痞硬而满，干呕，心烦不得安者"，当用甘草泻心汤治疗。笔者认为，此种情况下的甘草泻心汤证不适合加人参，加人参反而会增加胃肠内容物的浓度，提高肠腔渗透压，不利于胃肠黏膜的吸收。所以，甘草泻心汤中是否加人参取决于患者的具体情况。

甘草泻心汤的用药思考：炙甘草之所以加量，因为其有类糖皮质激素作用，能够调节应激反应，能够增加血容量及维持血液中葡萄糖的正常浓度，能够保护并修复胃肠黏膜，能够调节胃肠的蠕动以促进胃肠黏膜对水、电解质的吸收以止利。

生姜泻心汤证与甘草泻心汤证对比而言，生姜泻心汤证，虽然其胃肠黏膜的功能受损，但其抗损伤能力较强，其形态结构还未损伤，不涉及应激性溃疡，用生姜泻心汤重在提高胃肠黏膜的消化吸收功能；甘草泻心汤证，其胃肠黏膜的功能及形态均受损，并伴有血容量的不足，涉及应激性溃疡，用甘草泻心汤重在修复保护胃肠黏膜及补充血容量。

赤石脂禹余粮汤与大肠运动过度亢奋

【原文】伤寒服汤药，下利不止，心下痞硬。服泻心汤已，复以他药下之，利不止，医以理中与之，利益甚。理中者，理中焦，此利在下焦，赤石脂禹余粮汤主之；复不止者，当利其小便。(159)

赤石脂禹余粮汤方

赤石脂一斤（碎）　太乙禹余粮一斤（碎）

上二味，以水六升，煮取两升，去滓，分温三服。

【病理生理】太阳伤寒证，错误服用（泻下的）汤药后，出现下利不止、心下痞硬，接着服用（甘草）泻心汤，仍不解，再次服用其他泻下的药，结果导致下利不止。

医者判断此下利当为中焦虚寒，或者说胃肠处于缺血缺氧状态所导致的，于是给与了理中汤，以增加胃肠血流，促进胃肠的蠕动，结果导致下利不止更加严重。这说明此下利不是中焦虚寒，不是胃肠的缺血缺氧引起的，可能是下焦之大肠功能过度亢奋引起的，大肠运动过快，水分等肠道内容物来不及吸收，故而下利不止，当用赤石脂禹余粮汤治疗。

赤石脂禹余粮汤的用药思考：禹余粮功与赤石脂相同，都有涩肠功效，都可以抑制大肠运动亢奋，禹余粮之质重，直达下焦或直达大肠让大肠"冷静"下来，赤石脂之性温使大肠舒张以延迟其内容物的停留时间，二者合用既可以抑制大肠运动过度亢奋，又可以帮助大肠充分吸收该吸收的水分等。

如果服用赤石脂禹余粮汤后，仍然下利不止，还出现了小便不利，则说明随着下利不止损耗了大量的体液，机体启动了神经-体液调节机制，因此造成了水钠潴留及胃肠黏膜的缺血缺氧，当下的治疗当先强心扩容以补充血容量，血容量恢复自然小便利。

【原文】伤寒吐下后，发汗，虚烦，脉甚微，八九日心下痞硬，胁下痛，气上冲咽喉，眩冒，经脉动惕者，久而成痿。(160)

【病理生理】此条文中描述的心下痞硬、胁下痛、气上冲咽喉、眩冒，与十枣汤证类似，为无感染性体腔积液，也为漏出性体腔积液。

若体液积聚在体腔，没有及时清除，必然会引起水、电解质的代谢紊乱，造成或低渗性或等渗性或高渗性脱水，继而出现心动过速，或心律不齐，或肌肉抽搐，说明已经继发低钾血症或高钾血症的肌无力或肌麻痹，故曰"经脉动惕者，久而成痿"。

旋覆代赭汤与周围神经性呃逆

【原文】伤寒发汗，若吐若下，解后心下痞硬，噫气不除者，旋覆代赭汤主之。(161)

旋覆代赭汤方

旋覆花三两　人参二两　生姜五两　代赭一两　甘草三两（炙）　半夏半升（洗）　大枣十二枚（擘）

上七味，以水一斗，煮取六升，去滓，再煎取三升，温服一升，日三服。

【病理生理】太阳伤寒证，发汗后，又用了吐法，或者又用了下法，虽然表解，但因吐法或下法损耗了体液，影响了血容量，机体为了维持内环境的动态平衡，启动了神经–体液调节机制，减少体表外周及腹腔内脏器官的血流以保证重要器官（心、脑）的血流。

腹腔内脏器官之胃肠血流减少，必然影响其消化吸收功能，胃肠内容物因此堆积。若十二指肠或空肠因为内容物的滞留而扩张，就会反射性抑制胃的运动，延缓胃排空，胃腔因此更加扩张，就会刺激迷走神经与膈神经，造成膈肌痉挛。膈肌痉挛除了影响局部静脉回流及组织液回流导致心下痞硬外，还会引发呃逆。

呃逆是指膈肌受到刺激后，出现过分痉挛、抽动，患者会频繁打嗝，而且打嗝一般都会有声音，打嗝时很少伴有嗳气，而且打嗝并不受意识的控制。部分严重的患者，在夜间睡觉时，也会出现打嗝。

心下痞硬，噫气不除者，与临床周围神经性呃逆类似。周围神经性呃逆主要由迷走神经与膈神经受刺激所致，胃肠道、腹膜、胸膜、膈等部位发生病变是引起呃逆的主要原因。当用旋覆代赭汤治疗。

旋覆代赭汤的用药思考：旋覆花、代赭石均有降逆的功用，旋覆花除了能够松弛痉挛的膈肌外，还能在半夏的辅助下增加胃酸和胆汁等消化液的分泌以帮助消化；代赭石除了能抑制肠胃反射外，还能在生姜的帮助下把积聚在十二指肠和空肠的内容物分解转化以促进吸收。

【原文】下后，不可更行桂枝汤，若汗出而喘，无大热者，可与麻黄杏仁甘草石膏汤。(162)

【病理生理】此条文解释可参考 63 条。

桂枝人参汤与胃肠动力下降

【原文】太阳病，外证未除，而数下之，遂协热而利，利下不止，心下痞硬，表里不解者，桂枝人参汤主之。(163)

桂枝人参汤方

桂枝四两（别切）　甘草四两（炙）　白术三两　人参三两　干姜三两

上五味，以水九升，先煮四味，取五升，内桂，更煮取三升，去滓，温服一升，日再、夜一服。

【病理生理】太阳病，仍有表证，反而多次用了泻下法，结果导致发热、腹泻，这说明机体仍然有一定的抗损伤能力，通过交感神经兴奋升高体温以抗敌，此时胃肠血流相对减少，胃肠功能相对下降。若胃肠黏膜持续处于缺血缺氧状态，胃肠动力受到抑制，就会严重影响胃肠的消化吸收功能，造成腹泻不止，继而影响正常的淋巴、静脉回流，导致心下痞硬。这种情况下，当用桂枝人参汤治疗。

桂枝人参汤的用药思考：桂枝、干姜合用快速增加外周及胃肠血流以表里双解；人参提供能量并辅助修复损伤的胃肠黏膜；白术增强胃肠的动力以促进淋巴、静脉回流；炙甘草调和诸药并保护、修复胃黏膜。

桂枝人参汤证的下利与生姜泻心汤证、甘草泻心汤证的下利性质不同：生姜泻心汤证、甘草泻心汤证的下利伴有腹中雷鸣，腹中雷鸣为肠蠕动亢进的表现，一方面说明胃肠的蠕动能力尚强，另一方面说明其下利为机体排出腹秽的防御反应；桂枝人参汤证的下利并不伴有腹中雷鸣，说明其胃肠血流减少，胃肠动力下降，胃肠黏膜处于缺血缺氧状态，除了其形态结构受损伤外，还因为小肠运动过慢，细菌过度生长，细菌分解结合胆盐，继而失去形成微胶粒的能力，妨碍脂肪等食物的消化和吸收，从而引起腹泻。

【原文】伤寒大下后，复发汗，心下痞，恶寒者，表未解也，不可攻痞，当先解表，表解乃可攻痞，解表宜桂枝汤，攻痞宜大黄黄连泻心汤。(164)

【病理生理】太阳伤寒，误用了下法之后表证不解，又用了汗法，若出现心下痞，且伴有发热、恶寒等表证，当先解表，表解后才能治疗心下痞。解表可酌情给与桂枝汤，攻痞可酌情给与大黄黄连泻心汤等。

【原文】伤寒发热，汗出不解，心下痞硬，呕吐而下利者，大柴胡汤主之。（165）

【病理生理】伤寒发热，汗出后表不解，说明病情可能有了进一步变化。"心下痞硬、呕吐而下利"，说明目前病已进入半表半里之间，机体因此启动了血管防御应激机制。

在这个过程中，胆囊及胃肠平滑肌处于收缩状态，既不利于胃排空，也不利于胆汁的排放，胆囊内滞留的胆汁浓缩形成胆酸盐，刺激胆囊黏膜引起化学性胆囊炎，与此同时胆汁滞留使胆囊内压力不断增高，膨胀的胆囊首先影响胆囊壁的静脉和淋巴回流，故而心下痞硬。

胆汁的滞留不但会引发急性胆囊炎，出现右上腹痛、恶心、呕吐与发热等症，还可造成脂肪泻。由于胆汁滞留，胆汁成分改变，致使肠腔内的胆酸浓度显著降低，从而影响脂肪水解和脂肪酸分解的消化作用，迫使脂肪从大便排出，发生脂肪泻。典型脂肪泻的粪便色淡，量多，呈油脂状或泡沫状，常浮于水面，多具恶臭。

此心下痞硬、呕吐而下利并伴有发热、汗出不解，类似临床急性胆囊炎发作时的表现，故仍当用大柴胡汤治疗。

瓜蒂散与呼吸道黏痰

【原文】病如桂枝证，头不痛，项不强，寸脉微浮，胸中痞硬，气上冲咽喉不得息者，此为胸有寒也。当吐之，宜瓜蒂散。（166）

瓜蒂散方

瓜蒂一分（熬黄）　赤小豆一分

上二味，各别捣筛为散已，合治之，取一钱匕，以香豉一合，用热汤七合，煮作稀糜，去滓，取汁和散，温顿服之。不吐者，少少加，得快吐乃止。诸亡血虚家，不可与瓜蒂散。

【病理生理】"病如桂枝证"，病是由外而来，但头不痛、项不强；寸脉微浮、胸中痞硬、气上冲咽喉不得息，说明外来致病因素直接影响了呼吸道的功能。

当人体吸入外来刺激性气体、尘埃、致病菌、病毒等，上呼吸道就会增加分泌，痰量因此增加，而痰的性质也会发生变化，可以由黏痰变成顽痰。如果痰在呼吸道没有及时排出，就会导致呼气不畅、呼吸困难，"此为胸有寒也"，进一步说明外来致病因素入侵呼吸道，不但呼吸道黏液分泌增加，呼吸道气管平滑肌也因此收缩而使气道变窄，所以呼吸道痰液的阻塞较为严重，当用吐法一吐为快，故用瓜蒂散。

注意："诸亡血虚家"，也就是失液、失血的情况或者说有效循环血量不足的患者，不可与瓜蒂散。

【原文】病胁下素有痞，连在脐旁，痛引少腹，入阴筋者，此名脏结，死。（167）

【病理生理】这段文字说明了体腔积液的性质。腹腔积液，若为渗出性，说明机体抗损伤的能力较强，则为结胸。若为漏出性，如肝硬化腹水，为肝脏功能结构受损引起的腹水，则为脏结，很难治愈。

【原文】伤寒若吐、若下后，七八日不解，热结在里，表里俱热，时时恶风，大渴，舌上干而燥，欲饮水数升者，白虎加人参汤主之。（167）

【病理生理】"舌上干而燥"，有版本写为"舌上干燥而烦"，意思相近。

太阳伤寒，误用了吐法和下法，一段时间后，不但表邪未解，还大量损耗了体液，影响了机体的散热机制，致使血温维持在一定的高度，造成机体被动性体温升高。被动性体温升高，是体温调定点不变，体内的热量因为外界环境温度过高或者散热障碍而来不及散掉，热量在体内堆积而使体温升高，为机体过热的表现。炎热的夏季、室内温度过高、体液的损耗等均可导致过热，故曰热结在里，表里俱热。

"热结在里，表里俱热"，可进一步损耗体液，导致水、电解质代谢紊乱，口渴饮水不解、舌上干而燥（而烦），均为高渗性脱水的特征性表现，细胞外液渗透压增高，刺激了口渴中枢，故而口渴；细胞外液高渗，细胞内的水向细胞外转移，可引起细胞脱水，中枢神经系统功能障碍最先表现，故而烦躁。同时，由于体液容量减少，唾液分泌减少，故而舌上干燥。随着体液的损耗，有效循环血量受到影响，机体为了自保，启动神经-体液调节机制，通过减少体表外周及腹腔内脏血流以保证重要脏腑心、脑的供血，故而时时恶风。这同时也说明机体的代偿机制尚强，也是热极化寒的缘由。

因为涉及水、电解质代谢紊乱，所以单单通过喝水的方式是不能补充电解质及血容量的，故曰大渴，欲饮水数升者，当首选白虎加人参汤治疗。

白虎加人参汤的用药思考：知母、石膏合用可以直接降血温，并减少体液的损耗；粳米汤可快速补充葡萄糖以稀释并降低血浆渗透压；人参、甘草合用，可直接补充细胞所损耗的能量，并促进其恢复。本条解释可参考 26 条。

【原文】伤寒无大热，口燥渴，心烦，背微恶寒者，白虎加人参汤主之。（169）

【病理生理】伤寒，机体因产热功能异常或过高，损耗了物质能量和体液，造成水、电解质代谢紊乱，导致有效循环血量的下降，机体因此启动神经-体液调节机制，出现无大热、口燥渴、心烦、背微恶寒，当用白虎加人参汤。可参考 26 条和 168 条。

【原文】伤寒脉浮，发热无汗，其表不解，不可与白虎汤；渴欲饮水，无表证者，白虎加人参汤主之。（170）

【病理生理】伤寒脉浮、发热无汗，若仍有恶寒，说明机体处于发热时相的体温上升期，为机体主动性体温升高的表现，故不可给与白虎汤。

因为白虎汤证为皮肤血管扩张、体表血流增加，皮温血温偏高的状态，当属散热障碍，为机体被动性体温升高的表现。口渴欲饮水，说明病情进一步发展，机体处于体液损耗的状态，同时伴有大汗、大渴、大烦的症状，为热结在里，且无发热、无汗、恶寒的表证，故应给与白虎加人参汤治疗。

【原文】太阳少阳并病，心下硬，颈项强而眩者，当刺大椎、肺俞、肝俞，慎勿下之。（171）

【病理生理】此条讲了心下痞硬、颈项强而眩者的针灸治疗方法，同时说明此种情况不可用泻下之法。只有心下满硬而痛的结胸证，才可用泻下之法。

黄芩汤、黄芩加半夏生姜汤与肠痉挛

【原文】太阳与少阳合病，自下利者，与黄芩汤；若呕者，黄芩加半夏生姜汤主之。（172）

黄芩汤方

黄芩三两　芍药二两　甘草二两（炙）　大枣十二枚（擘）

上四味，以水一斗，煮取三升，去滓，温服一升，日再、夜一服。

黄芩加半夏生姜汤方

黄芩三两　芍药二两　甘草二两（炙）　大枣十二枚（擘）　半夏半升（洗）　生姜一两半（一方三两，切）

上六味，以水一斗，煮取三升，去滓，温服一升，日再、夜一服。

【病理生理】太阳为病在表，说明病从外来；少阳为病在半表半里，说明组织器官的形态结构并未受损；太阳少阳合病，病邪由表进入半表半里之间，机体就会启动血管防御应激机制以达到抗损伤的目的。

若腹腔内脏器官胃肠血管平滑肌因此强烈收缩，导致胃肠道蠕动紊乱，使胃肠内容物没有充分的时间被吸收，就会出现突然发作的阵发性腹痛，可伴有呕吐，可随排气或腹泻而终止的临床症状。故此"自下利"，为机体防御机制较强的表现，当给与黄芩汤；若呕者，当给与黄芩加半夏生姜汤。

黄芩汤及黄芩加半夏生姜汤的用药思考：黄芩与芍药、炙甘草合用，可以舒张胃肠血管平滑肌，减慢胃肠蠕动，可止痛、解痉、抗炎；半夏则可稀释降解胃内容物，促进胃排空。

黄芩汤证、黄芩加半夏生姜汤证与肠痉挛类似。肠痉挛又称肠绞痛，只是一种症状而非疾病。肠痉挛是由于肠壁平滑肌强烈收缩而引起的阵发性腹痛，是小儿急性腹痛中最常见的情况。临床表现为突然发作的阵发性腹痛，部位以脐周为主，疼痛轻重不等，反复发作，可自愈。缓解时腹软、无包块、无压痛及其他病理体征。在小婴儿，可从哭吵的程度和强度了解是否存在肠痉挛：主要表现为持续、难以安抚的哭闹不安，哭时面部潮红、腹部胀而紧张、双腿向上蜷起，发作可因患儿排气或排便而终止。

黄连汤与消化性溃疡

【原文】伤寒胸中有热，胃中有邪气，腹中痛，欲呕吐者，黄连汤主之。（173）

黄连汤方

黄连三两　甘草三两（炙）　干姜三两　桂枝三两（去皮）　人参二两半夏半升（洗）　大枣十二枚（擘）

上七味，以水一斗，煮取六升，去滓，温服，昼三，夜二。疑非仲景方。

【病理生理】太阳伤寒证，一方面说明病从外而来，另一方面说明机体处于体温上升期，交感神经因此兴奋，通过减少体表外周及内脏器官的血流以产热。在这个过程中，若胃肠的血流持续减少，胃肠的防御功能就会下降，胃肠黏膜就会受到损伤，机体就会启动血管防御应激反应，通过增加糖皮质激素的分泌以抗炎抗损伤，但时间久了，随着胃中的盐酸、胃蛋白酶的分泌增加及胃黏液的合成分泌减少，反而进一步削弱黏膜屏障，导致氢离子在黏膜内积聚，又因为黏膜血流减少，不能及时将胃酸运走，可直接造成消化性胃溃疡。

消化性溃疡，指胃肠道黏膜被胃酸或胃蛋白酶自身消化而引起的溃疡，常由感染、长期服用非甾体类抗炎药、应激等因素引起，可发生于食管、胃、十二指肠、胃-空肠吻合口附近，其中最常见的包括胃溃疡和十二指肠溃疡。消化性溃疡的典型症状是中上腹痛和反酸，呈周期性和节律性发作。还可伴有唾液分泌增多、烧心、反胃、嗳酸、嗳气、恶心、呕吐等其他消化道非特异性症状。

周期性上腹疼痛呈反复周期性发作，为此种溃疡的特征之一，尤以十二指肠溃疡更为突出。中上腹疼痛发作可持续几天、几周或更长，继以较长时间的缓解。全年都可发作，但以春、秋季节发作者多见。

节律性溃疡疼痛与饮食之间的关系具有明显的相关性和节律性。在一天中，早晨3点至早餐的一段时间，胃酸分泌最低，故在此时间内很少发生疼痛。十二指肠溃疡的疼痛好在两餐之间发生，持续不减直至下餐进食或服制酸药物后缓解。一部分十二指肠溃疡患者，由于夜间的胃酸较高，尤其在睡前曾进餐者，可发生半夜疼痛。胃溃疡疼痛的发生较不规则，常在餐后1小时内发生，经1～2小时后逐渐缓解，直至下餐进食后再复出现上述节律。

"伤寒，胸中有热，胃中有邪气，腹中痛，欲呕吐者"，详细说明了机体在血管防御应激反应的过程中，由于胃肠血流的减少，可使食管、胃、十二指肠等均受病，比如长期胃动力不足、胃排空延迟、胃内高压，会导致食管下括约肌结构受损，造成胃食管反流病。

胃食管反流病的发病是抗反流防御机制下降和反流物对食管黏膜攻击作用的结果，食管黏膜因此损伤而发生食管溃疡，主要症状包括胸口灼热感、打嗝、恶心、呕吐、胸口闷痛，以及胃酸逆流。又如长期胃动力不足、胃排空延缓所致胃酸分泌增加，可直接损伤胃-十二指肠黏膜，造成胃-十二指肠溃疡，除了引起腹痛外，也会有烧心、泛酸、上腹胀、恶心等症。此证当用黄连汤治疗。

黄连汤的用药思考：干姜、桂枝合用，意在增强心肌收缩力，增加胃肠血流，以提高胃肠动力；黄连、炙甘草合用，意在抗炎、抗损伤并保护受损的黏膜；半夏、生姜合用，意在促进胃肠消化功能，促进胃排空；人参、大枣合用，意在敛津且提供能量以助修复。

甘草泻心汤证与黄连汤证有类似之处，均有消化道溃疡的发生，所不同的是甘草泻心汤证为应激性溃疡的初始阶段，其胃肠蠕动能力尚强，故有肠鸣音亢进的表现，腹中雷鸣而下利，其主要症状以心下痞、腹胀满为主；黄连汤证为消化性溃疡，为应激性溃疡的末期发展结果，其胃肠动力较弱，主要症状以腹中痛为主。甘草泻心汤与黄连汤仅有一味药之差，黄连汤之所以用桂枝易黄芩，是因为黄芩可抑制胃肠道血管平滑肌的兴奋，减弱胃肠动力，不利于本身存在胃肠动力不足的黄连汤证；而桂枝与干姜合用，可增强胃肠血流，可增加胃肠动力。

桂枝附子汤与筋膜炎

【原文】伤寒八九日，风湿相搏，身体疼烦，不能自转侧，不呕、不渴，脉浮虚而涩者，桂枝附子汤主之。(174-1)

桂枝附子汤方

桂枝四两（去皮）　附子三枚（炮，去皮，破）　生姜三两（切）　大枣十二枚（擘）　甘草二两（炙）

上五味，以水六升，煮取二升，去滓，分温三服。

【病理生理】伤寒八九日，说明太阳伤寒证持续了一段时间，因为外周血流持续减少及骨骼肌持续收缩，不但增加了骨骼肌的运动负荷，还影响了骨骼肌的正常功能。

骨骼肌是由肌腹和肌腱组成，一般跨越关节的两段，所以骨骼肌收缩和舒展可以引起关节的活动；骨骼肌由肌纤维组成，每个肌纤维外面有一个外膜，外膜中有神经、血管、淋巴。若骨骼肌长期处于一种收缩的状态，骨骼肌收缩产生的牵拉力，不但可直接影响骨骼和身体其他部位的运动，还可以导致疼痛及淋巴回流障碍等，故而出现"身体疼烦，不能自转侧"。

"风湿相搏"，"风"可理解为机体的自身调节机制，其试图通过扩张外周血管以清除外来致病因素，"湿"则可理解为骨骼肌周围的静脉、组织液或淋巴回流受阻的状态。"不呕、不渴"，则进一步说明病邪并未入里，外来致病因素仍在表在肌肉。

一般来说，人体中有600多块骨骼肌，骨骼肌包括肌腱和肌腹两个部分，肌腱就是老百姓所说的筋，肌腱在近端和肌腹相连接，远端附着在骨骼的骨突部位，通过拉力的传导，能够使人体做出相应的动作，因此肌腱对于人体的运动系统是非常重要的。肌腹是老百姓俗称的肌肉，是肌肉能收缩的部分，主要由骨骼肌肌纤维组成，多数骨骼肌直接或通过肌腱间接附着于骨、软骨、韧带或筋膜，也可同时附着于以上某些结构。另外，还有一些骨骼肌附着于器官（例如眼球）、皮肤（例如面肌）和黏膜（舌内肌），面部中风就与骨骼肌的强烈收缩有关，可用葛根汤或桂枝葛根汤等治疗。

骨骼肌的持续收缩导致骨骼和身体其他部位的运动受限，临床上筋膜炎、五十肩、网球肘等与骨骼肌相关的疾病，若符合此症，遇寒加重，均可用桂枝附子汤。

桂枝附子汤的用药思考：桂枝、炮附子合用，可快速产热，可快速增加骨骼肌血流，骨骼肌得到足够的热量和能量，其功能自然恢复正常。之所以不用芍药，是因为芍药可收缩血管平滑肌，可牵制桂枝、炮附子快速扩张血管平滑肌的功用。

去桂加白术（白术附子）汤与骨骼肌运动受限的相关疾病

【原文】若其人大便硬，小便自利者，去桂加白术汤主之。(174-2)

去桂加白术汤方

附子三枚（炮，去皮，破）　白术四两　生姜三两（切）　甘草二两（炙）大枣十二枚（擘）

上五味，以水六升，煮取二升，去滓，分温三服。初一服，其人身如痹，半日许复服之，三服都尽，其人如冒状，勿怪，此以附子、术并走皮内，逐水气未得除，故使之耳。法当加桂四两，此本一方二法。以大便硬，小便自利，去桂也；以大便不硬，小便不利，当加桂。附子三枚恐多也，虚弱家及产妇宜减服之。

【病理生理】此接上条。若其人外有身体疼烦、不能自转侧，内有大便硬、小便自利，则说明太阳伤寒证持续了一段时间后，不但影响了骨骼肌的功能，还影响了胃肠的功能，使胃肠血管平滑肌及相关括约肌长期处于收缩或紧张状态，从而延缓了胃肠排空时间。

若肠内容物滞留在肠道的时间延长了，水液会被过度吸收入血，血液因此被稀释，机体为了防止出现稀释性低钠血症，防止细胞外液增多而出现水潴留，就会首先抑制抗利尿激素的分泌以维持正常的血浆渗透压，故而小便自利；同时，水液被过度吸收后的残渣滞留在结肠，必会造成大便硬。此时的治疗当用去桂加白术汤，也就是在桂枝附子汤的基础上去桂加白术。

去桂加白术汤的用药思考：桂枝有扩张外周及腹腔内脏器官血管平滑肌的功用，包括增加肾脏的血流，对于大便硬、小便自利的患者来说，肾血流量本身已经处于相对增多的状态，若再用桂枝恐致脱水及增加肾脏的负荷，所以去掉桂枝；白术，性温味苦甘，可增强肌肉的动力，包括胃肠的动力，可减少肠内容物在肠道停留的时间，促进组织液、静脉及淋巴回流，所以加白术；炮附子可促进肾上腺素的分泌，直接增加骨骼肌的血流以增强骨骼肌的功能。

甘草附子汤与风湿性关节炎（滑膜炎）

【原文】风湿相搏，骨节烦疼，掣痛不得屈伸，近之则痛剧，汗出短气，小便不利，恶风不欲去衣，或身微肿者，甘草附子汤主之。(175)

甘草附子汤方

甘草二两（炙）　附子二枚（炮，去皮，破）　白术二两　桂枝四两（去皮）

上四味，以水六升，煮取三升，去滓，温服一升，日三服。初服得微汗则解，能食，汗止、复烦者，将服五合，恐一升多者，宜服六七合为始。

【病理生理】若骨骼肌的正常功能因寒受到抑制，也会直接影响骨关节的正常活动。骨骼肌收缩产生的牵拉力，不但可直接影响骨骼和关节的运动，还可以导致静脉、组织液及淋巴回流障碍，造成关节周围软组织肿胀、关节液增多等，若因此产生关节积液（关节积液可以分为膝关节积液、踝关节积液、髋关节积液、腕关节积液等，其中以膝关节积液最为多见），就会引起相关的关节肿胀、疼痛、活动障碍等症状，故而出现"骨节烦疼，掣痛不得屈伸，近之则痛剧"。

"汗出短气，小便不利，恶风不欲去衣，或身微肿"，说明了关节积液形成的原因：外寒为诱因，骨骼肌因此收缩战栗，影响了其正常的活动；"汗出短气"为太阳中风证的表现，也是机体祛寒外出的防御反应；"小便不利""或身微肿"，均为水潴留的表现，因为骨骼肌的运动受限阻碍了组织液、淋巴回流，影响了血容量，机体启动了神经-体液调节机制，通过增加抗利尿激素的分泌以促进水的重吸收，来达到自身输液的目的，因此降低了血浆渗透压，进一步影响组织液、淋巴的回流；"恶风不欲去衣"，则说明机体目前产热能力不足，没有足够的热能增强心肌收缩力，以促进血液循环，以加强组织液、淋巴回流，祛邪外出，因此导致风湿相搏，继而形成关节积液、关节肿痛。故当用甘草附子汤治疗。

甘草附子汤的用药思考：桂枝、炮附子合用意在增加热能、增强心肌收缩力以改善周身血液循环，以祛风寒而解表，加白术意在增强骨骼肌的动力以促进关节积液的循环，清除积液以化湿。

甘草附子汤证与临床风湿性关节炎或滑膜炎有些类似，风湿性关节炎或滑膜炎为无菌性炎症，多发于冬春阴雨季节，寒冷和潮湿是重要的诱因，典型表现为游走性、多发性大关节炎，以膝关节、踝关节、肩关节、腕关节等受累为主，局部可出现红、肿、热、剧痛或压痛等，有时有渗出，但无化脓现象。关节疼痛很少持续1个月以上，通常两周内消退，缓解后常无明显关节变性，但容易反复。

白虎汤与散热障碍

【原文】伤寒脉浮滑，此以表有热，里有寒，白虎汤主之。（176）

【病理生理】伤寒，提示病从表来。脉浮滑，则提示机体周身血管目前处于充血状态，体表血流增加，体表的温度相对比较高，此为表有热，当为发热时相的体温下降期，此时体温调定点恢复到正常水平，血温反高于体温调定点，为表有热，里有寒也，这是什么原因造成的呢？

机体在体温调节的过程中，出现了散热障碍，在体温下降期，由于大量汗液的流失或本身存在津液不足等情况影响了散热机制，血液中的热量不得随水分蒸发，继而血温持续升高。或者外界温度过高或湿度偏大，因通风不好或者机体来不及散热，皮温高于或接近血温，体内产生的热量无法散出，也属散热障碍。

再有就是外来的致病菌毒性强，机体持续高代谢率状态，致使产热过度，引发炎症，属产热调节失调。另外，具有过敏体质的人，因为先天免疫功能异常，在对抗外来致病因素时，易发生过敏反应，引起毛细血管扩张、血管壁通透性增强、腺体分泌增多等，也易造成血温偏高的局面。

还需要注意的是，如果机体持续处于血温高的状态，可直接影响大脑（中枢神经系统对热最为敏感）和内脏（特别是肝脏、肺脏，因为肝脏是产热的主要器官，肺脏是散热的主要器官）的功能，如小儿高热惊厥，脑膜炎、肺炎等，严重时会导致休克。当务之急，当给与白虎汤治疗。

麻杏甘石汤与白虎汤的用药方向不同：麻杏甘石汤重在降皮温以散热，白虎汤重在降血温以清热。可参考219条。

炙甘草汤与心动过速

【原文】伤寒脉结代，心动悸，炙甘草汤主之。(177)

炙甘草汤方

甘草四两（炙） 生姜三两（切） 人参二两 生地一斤 桂枝三两（去皮） 阿胶二两 麦门冬半升（去心） 麻仁半升 大枣三十枚（擘）

上九味，以清酒七升，水八升，先煮八味，取三升，去滓，内胶烊消尽，温服一升，日三服。一名复脉汤。

【病理生理】伤寒，指病从外来，寒冷为应激源，机体因而启动应急调节机制，交感-肾上腺髓质系统兴奋，儿茶酚胺类激素分泌增加。

在应急的过程中，如果交感神经持续兴奋，儿茶酚胺分泌持续增加，就会提高心肌耗氧量。一般情况下，体温每升高1℃，心率平均增加18次/分，在一定范围内，心率加快可增加心排血量以满足组织的代谢需要，具有代偿意义。但是，心率过快，心肌耗氧量因此增加，心排血量反而下降（脉代的由来），易引起心肌缺血。对于心肌有劳损或潜在病灶的患者，心动过速易诱发心律不齐（心动悸的由来），甚者导致心力衰竭。

另外，交感神经持续兴奋，还会增强机体代谢率，增加能量消耗，使机体处于分解代谢大于合成代谢的状态。持续分泌的儿茶酚胺使血小板数目增多、黏附聚集性增强，也可使白细胞及纤维蛋白原浓度升高，使血液黏滞度增加，影响正常的血液循环（脉结的由来），促进血栓形成，这也是冠心病患者受寒后容易出现心肌梗死的原因。

综合分析，伤寒，脉结代（脉结，凝聚、凝结，为血液循环不畅的表现；脉代，停留、停歇，为心排血量不足的表现），心动悸（为心动过速或心律不齐的表现），当为机体长期应激过程中的防御反应。

相较而言，应急反应为短期应激反应，主要表现为蓝斑-交感-肾上腺髓质系统的兴奋，而应激反应则为长期应激反应，除以上所说的系统兴奋外，下丘脑-垂体-肾上腺皮质系统也会兴奋，其目的是影响蓝斑-交感-肾上腺髓质系统的兴奋。

若机体本身存在肾上腺皮质激素分泌不足的情况，尤其是糖皮质激素（即皮质醇）的分泌不足，或者说长期应激反应导致糖皮质激素分泌下降，则会直接影响蓝斑-交感-肾上腺髓质系统的兴奋，继而对儿茶酚胺"允许"作用减弱，减少儿茶酚胺对心血管的调节作用，所以心排血量反而减少。减弱血管对儿茶酚胺的反应性，随着外周阻力的下降，不但影响静脉回流，使血液循环持续不畅，还易导致低血压。降低儿茶酚胺的能量储备作用，可使肝糖原耗竭及对胰岛素敏感性增加，不耐饥饿而出现低血糖等。所以治疗当加强糖皮质激素作用，当促进机体的应激防御能力，当增强机体的能量贮备，故炙甘草汤为首选。

炙甘草汤的用药思考：炙甘草有类糖皮质激素作用，与桂枝合用可提高心肌收缩力、增加心排血量，可增加冠脉血流以快速改善心肌缺血；人参、生地黄、麦冬、阿胶、红枣可及时补充机体所需的能量，以增强能量储备；麻子仁有润滑血管平滑肌、刺激血管平滑肌蠕动的作用，可促进血液循环；生姜，增强胃肠的蠕动，促进胃肠的消化吸收功能；加清酒煮药，可助药汁快速吸收入血。

【原文】脉按之来缓，时而一止复来者，名曰结；又脉来动而中止，更来小数，中有还者反动，名曰结，阴也；脉来动而中止，不能自还，因而复动者，名曰代，阴也。得此脉者，必难治。(178)

【病理生理】这一条强调了脉象与心血管系统的关系，一旦出现结代脉，则提示心血管系统已然出现问题，比较难治。

阳明病与水、电解质紊乱

辨阳明病脉证并治

【原文】问曰：病有太阳阳明，有正阳阳明，有少阳阳明，何谓也？答曰：太阳阳明者，脾约是也；正阳阳明者，胃家实是也；少阳阳明者，发汗利小便已，胃中燥烦实，大便难是也。(179)

阳明之为病，胃家实是也。(180)

【病理生理】这两个条文描述了阳明病的基本病理生理过程及典型的临床表现。

阳明病的典型临床表现为胃肠内容物燥结阻塞引起的大便难、不大便，也就是说，阳明病可导致胃肠功能障碍。

阳明病的基本病理生理过程涉及太阳阳明、正阳阳明、少阳阳明，也就是说太阳病、少阳病、阳明病均可造成大便难、不大便的状态。

太阳阳明者，其病理生理过程与机体的体温调节机制密切相关。病从外来，机体首先通过体温调节机制来防御驱敌。当机体进入体温下降期，皮肤外周血流及汗腺分泌相对增加，体液损耗相对增加，胃肠消化液分泌相对减少，胃肠内容物因此排空延迟，继而出现大便难，此为消化系统功能因体温调节机制而受到约束，故为脾约是也。

正阳阳明者，其病理生理过程与机体的体液大量损耗后引起的水、电解质代谢紊乱有关，涉及脱水、钾代谢紊乱、肠梗阻等。为病已入里，直接影响胃肠的消化吸收功能，导致胃肠本身的功能障碍，造成胃家实也。

少阳阳明者，其病理生理过程与机体的应激反应密切相关。发汗、利小便之后，影响了血容量，机体为了自保，因而启动了应激反应，使血液重新分布以保证重要器官心、脑等的供血，在这个过程中，腹腔内脏器官如胃肠血流减少、胆汁分泌下降，食物、残渣、胆汁等在胃肠道、胆管滞留而导致大便难。

【原文】问曰：何缘得阳明病？答曰：太阳病，若发汗，若下，若利小便，此亡津液，胃中干燥，因转属阳明，不更衣，内实，大便难者，此名阳明也。(181)

【病理生理】此条解答了为什么会得阳明病。

本为太阳病，用了汗法、下法或利小便后，大量损耗了体液，造成水、电解质代谢紊乱，胃肠内容物因而燥结，发展为阳明病。阳明病的典型表现就是不大便、胃肠中有实物燥结、大便难以排出，类似临床肠梗阻。

【原文】问曰：阳明病，外证云何？答曰：身热，汗自出，不恶寒，反恶热也。（182）

【病理生理】此条描述了阳明病的临床症状。

"身热，汗自出，不恶寒，反恶热"，为机体出现散热机制障碍的表现，也是大量损耗体液或脱水的表现。因为汗液为低渗液，若大量丢失，易导致脱水热或高渗性脱水等。

【原文】问曰：病有得之一日，不发热而恶寒者，何也？答曰：虽得之一日，恶寒将自罢，即自汗出而恶热也。（183）

【病理生理】此条解释了阳明病刚开始时有不发热而怕冷的情况。

阳明病外证，身热、汗自出，刚开始机体仍可以通过出汗的方式散热，继而体温下降，故不发热，皮温亦随之下降，此时的皮温低于血温，又会形成一个冷刺激，因而不发热而恶寒。随着体液大量消耗，机体会出现散热障碍，导致水、电解质代谢紊乱，故而"恶寒将自罢，即自汗出而恶热也"。从恶寒到恶热，这个过渡很快，因为机体本身存在体液的消耗。

【原文】问曰：恶寒何故自罢？答曰：阳明居中主土也，万物所归，无所复传，始虽恶寒，二日自止，此为阳明病也。（184）

【病理生理】问曰：为什么恶寒怕冷的情况会很快自己改善？答曰：阳明居中，主土，万物的生长收藏皆在土中运化。消化道位于人体的中央，水谷精微皆在消化道进行运化和吸收，并通过血液循环以滋养各个组织器官，所以阳明病可以直接影响组织器官的功能。疾病一旦涉及阳明，就意味着水、电解质代谢紊乱的情况出现。已经不可能通过体温调节机制来改善，故而阳明病虽然最初有恶寒，但很快便会自汗出、恶热，此为阳明病的特点。

【原文】本太阳，初得病时，发其汗，汗先出不彻，因转属阳明也。伤寒，发热，无汗，呕不能食，而反汗出濈濈然者，是转属阳明也。（185）

【病理生理】太阳病初得病时，当发汗解表，但汗出之后并没有退热，反而出现自汗出、身热、不恶寒等症状，说明机体已经出现体液大量损耗的情况，病情更进一步发展为阳明病。

"伤寒，发热，无汗，呕不能食"，为太阳阳明合病，"不下利但呕者"，本为葛根加半夏汤证，但因为呕吐损耗了大量的体液，又因为不能食而没有及时补充损耗的水分，所以造成水、电解质的代谢紊乱。"而反汗出濈濈然者"，为身热、自汗出且恶热的表现，说明病情进一步发展为阳明病。

【原文】伤寒三日，阳明脉大。(186)

【病理生理】这一条说明太阳伤寒持续一段时间或误治后，可发展为阳明病，阳明病的脉象特点是洪大。

【原文】伤寒脉浮而缓，手足自温者，是为系在太阴。太阴者，身当发黄。若小便自利者，不能发黄，至七八日，大便硬者，为阳明病也。(187)

【病理生理】太阳伤寒，既可以发展为太阴病（涉及缺血），也可以发展为阳明病（涉及脱水）。

"伤寒，脉浮而缓，手足自温者，是为系在太阴。"太阳伤寒，脉当浮紧，机体处于体温上升期，通过外周血管收缩及骨骼肌战栗以产热。在这个过程中，体表外周血流减少，肌肉对氧的需求量大幅增加，代谢产物如乳酸等增多，长此以往，很容易引起微循环的缺血缺氧，继而发展为微循环的淤血性缺氧，使血管平滑肌对儿茶酚胺的反应性降低，外周血管由收缩转为扩张，故而手足自温。

微循环的淤血性缺氧直接关系到组织器官的功能，可直接造成组织器官的缺血缺氧，也可导致微血管性溶血性贫血，引发溶血性黄疸，故而身当发黄。

若小便自利者，说明机体还有能力进行自我调节，通过抑制抗利尿激素的分泌以防止因为机体的自身输液及输血的代偿机制而造成的血浆低渗状态，一旦血浆处于低渗状态，红细胞就会肿胀破裂而引发溶血性黄疸，故曰"若小便自利者，不能发黄"。此疾病的发生发展与临床冷凝集素综合征有几分类似。

冷凝集素综合征是指低温时冷凝集素引起肢体末端血管内红细胞凝集，发生皮肤微循环障碍，或伴慢性溶血性贫血为特征的自身免疫性疾病。好发于冬季，气候转暖后可自行缓解，患者大多表现为受到寒冷刺激后出现肢体发绀等症状，出现症状时，冷凝集素常引起寒冷后溶血。溶血红细胞破裂，血红蛋白逸出称红细胞溶解，简称溶血。可由多种理化因素和毒素引起。在体外，如低渗溶液、机械性强力振荡、突然低温冷冻（-20～-25℃）或突然化冻、过酸或过碱，以及酒精、乙醚、皂碱、胆碱盐等均可引起溶血。

太阳伤寒，脉浮而缓，手足自温，至七八日大便硬，为阳明病。太阳伤寒，脉从浮紧到浮而缓，从手足凉到手足自温，从无汗到身热自汗，至七八日大便硬，说明机体在体温调节的防御过程中，从体温上升期到体温下降期，消耗了大量的体液，散热机制因此受到影响、血液因此浓缩、血浆渗透压因此升高，使机体处于水、电解质代谢紊乱的状态，胃肠内容物因而燥结，进而发展为阳明病。

【原文】伤寒转系阳明者，其人濈然微汗出也。(188)

【病理生理】此条补充上一条，太阳伤寒传变阳明时，机体最先表现为身热、恶热、微汗出。

【原文】阳明中风，口苦咽干，腹满微喘，发热恶寒，脉浮而紧，若下之，则腹满小便难也。(189)

【病理生理】阳明病，若得了外感，出现了发热恶寒、汗自出、脉浮而紧的表证，即使有口苦、咽干、腹满微喘等里热燥结之证，也不可用攻下之法。当先解表散热；若用了下法，不仅外来致病因素未除，还会更加损耗体液，导致水、电解质代谢紊乱，继而少尿、燥结更甚，故曰"腹满小便难"。

【原文】阳明病，若能食，名中风；不能食，名中寒。(190)

【病理生理】阳明病，若胃口好食欲好，说明此时皮肤外周及胃肠血管平滑肌相对扩张，胃肠功能处于相对亢进的状态，类似处于体温持续期的太阳中风证，故名为中风。阳明中风证与太阳中风证不同的是，阳明中风证除了皮肤及胃肠血管扩张外，还伴有因为水分损耗而导致的偏高的血浆渗透压及胃肠功能过度亢奋，甚者胃肠功能麻痹，导致肠内容物通过障碍，大便因硬，故而"胃家实也"。

阳明病，若胃口不好食欲不振，说明此时皮肤外周及胃肠血管平滑肌相对收缩，胃肠功能处于相对下降的状态，类似处于体温上升期的太阳伤寒证，故名中寒。阳明中寒与太阳伤寒所不同的是，阳明中寒证本身存在体液损耗的情况，机体为了自保，启动了自身输液的代偿机制，在这个过程中，不仅稀释血液，导致血浆渗透压偏低，还会进行血液重新分布以保证重要脏器心脑的供血，胃肠血流因此减少，造成胃肠排空障碍，大便因硬，故而"胃家实也"。

【原文】阳明病，若中寒者，不能食，小便不利，手足濈然汗出，此欲作固瘕，必大便初硬后溏。所以然者，以胃中冷，水谷不别故也。(191)

【病理生理】"阳明病，若中寒者"，因为胃肠血流减少，消化吸收功能受到影响，造成胃肠排空障碍，故而不能食。因为体液损耗导致水、电解质代谢紊乱，机体为了自保，启动了神经-体液调节机制，交感神经兴奋，故而手足自汗出。抗利尿激素分泌增加，故小便不利。胃肠血管平滑肌持续处于收缩状态，还会造成胃肠吸收不良。"此欲作固瘕，必大便初硬后溏"，之所以会这样，是因为部分胃肠黏膜已经处于缺血缺氧的状态，影响了其吸收面积，导致吸收不良，故而大便初硬后溏。

【原文】阳明病，初欲食，小便反不利，大便自调，其人骨节疼，翕翕如有热状，奄然发狂，濈然汗出而解者，此水不胜谷气，与汗共并，脉紧则愈。(192)

【病理生理】有一种阳明病，最开始的一段时间有食欲，但小便不利，骨节疼，局部呈现红肿热痛的状态。此为阳明中寒证最初或在外的表现，主要是体表外周血流减少或体表血液循环不畅，胃肠还未发生缺血缺氧，只是胃肠蠕动能力下降，胃肠内容物停留时间较长，其水液因此被大量吸收入血，血液被稀释，血浆外渗，组织液生成大于回流，造成水潴留，故而"小便反不利"。

若因体表外周的血液循环不畅而造成关节积液，可直接影响骨关节的正常活动，导致关节的红肿热痛及活动障碍等，此关节积液为漏出性积液，为非感染性积液。

一段时间后，若出现大便自调，说明胃肠功能恢复，体液得到改善，机体获得正常的血供，随着胃肠血流及体表外周血流增加，皮肤血管扩张，汗腺分泌增加，骨骼肌的舒缩活动因此增强，机体的抗病能力因此振奋起来，关节腔内积液将随自汗出而解，故曰"翕翕如有热状，奄然发狂，濈然汗出而解，此水不胜谷气，与汗共并，脉紧则愈"，此与甘草附子汤证雷同。

【原文】阳明病，欲解时，从申至戌上。(193)

【病理生理】此条从人与天地相应的观点，指出阳明病证与时间的关系。从字面理解，申时，即 15～17 时；酉时，即 17～19 时；戌时，即 19～21 时。即从 15 时到 21 时是阳明病的变化时段。

【原文】阳明病，不能食，攻其热必哕，所以然者，胃中虚冷故也。以其人本虚，攻其热必哕。(194)

【病理生理】阳明病，胃家实，如果没有胃口和食欲，为中寒。此时不能用泄热的下法攻之，若用了则会更加损耗体液及加重胃肠缺血缺氧的状态，胃肠功能因此受损，必会影响其消化吸收功能，表现出食欲差、哕（呕吐时发出的声音）等症。

之所以会这样，是因为胃肠本身就处于缺血缺氧的状态或者说胃中虚冷，再用泄热法攻下，会进一步损耗消化液和热能，机体因此启动神经-体液调节

107

机制，随着抗利尿激素（血管升压素）的分泌增加，胃肠血管平滑肌收缩而产生加压作用，"哕"为最初、最明显的表现。

【原文】阳明病，脉迟，食难用饱，饱则微烦，头眩，必小便难，此欲作谷疸，虽下之，腹满如故，所以然者，脉迟故也。（195）

【病理生理】阳明病，脉迟，为血流不足的表现，说明机体血容量不足。"食难用饱，饱则微烦，头眩，必小便难"，即没有食欲，不想吃东西，稍微吃饱一些就会心烦，甚至头晕，此为阳明中寒的表现。

人一旦吃饱，迷走神经的活动就会增强，胃肠血流增加，相对心、脑的血流就会减少，而脑细胞对缺血、缺氧最为敏感，故而"饱则微烦，头眩"。

这种情况下，机体为了保证重要脏器心脑的供血，自动启动神经-体液调节机制，通过抗利尿激素等的分泌增加以促进水的重吸收来完成自身输液，故而"必小便难"。小便减少，水的重吸收增加，细胞外液渗透压被稀释，必会影响组织液、淋巴、静脉回流，极易造成水潴留，严重时水会从细胞外进入细胞内，红细胞因此肿胀破裂，引发溶血性黄疸，故"此欲作谷疸"。

很显然，此为阳明中寒证，不可用下法，若误用了下法，腹满的情况不会改善，因为此腹满为胃肠血流减少或者说胃中虚冷的表现。

【原文】阳明病，法多汗，反无汗，其身如虫行皮中状者，此以久虚故也。（196）

【病理生理】阳明中风证，本当身热多汗，但却无汗，说明机体已经进入水、电解质代谢紊乱及酸碱失衡的状态。

阳明中风证通常伴有偏高的血浆渗透压或者说高渗性脱水，细胞外液渗透压增加，刺激下丘脑渴中枢引起极度烦渴，以主动补水；刺激神经垂体释放大量抗利尿激素入血，抗利尿激素分泌增多，肾小管对水的重吸收增加，尿量减少，尿比重增加。

轻度的高渗性脱水，细胞外液及血容量减少不明显，醛固酮分泌并不增多，尿钠可以是高的。当脱水相对严重时，从细胞外液的减少到有效循环血量的减少，血液相对浓缩，除了抗利尿激素分泌增多外，还可以刺激肾素-血管紧张素-醛固酮系统，醛固酮分泌增加，钠和水的重吸收增加，排氢离子和排钾离子增加，尿量减少，以维持血容量。时间久了，也可能引起代谢性碱中毒或低血钾，导致体内代谢产物的氮质废物不能及时排出体外，可引发尿毒症。皮肤干燥、瘙痒、面色晦暗、浮肿称为"尿毒症面容"，故曰"其身如虫行皮中状者，此以久虚故也"。

【原文】阳明病，反无汗，而小便利。二三日，呕而咳，手足厥者，必苦头痛，若不咳不呕，手足不厥者，头不痛。(197)

【病理生理】"阳明病，反无汗，而小便利"，为阳明中寒的状态，阳明中寒证通常血浆渗透压偏低，极易造成低渗性脱水，细胞外液渗透压降低，机体优先调节血浆渗透压，除了无口渴感外，还会抑制抗利尿激素的分泌，使水的重吸收减少，以升高血浆渗透压，所以低渗性脱水早期没有尿量的减少，故而小便利。

虽然早期尿量不减少，但持续一段时间后，当血容量开始下降时，机体就会优先调节血容量，通过刺激抗利尿激素和醛固酮分泌，促进水钠的重吸收，使尿量锐减，以维持血容量。在这个过程中，因为胃肠血管平滑肌的持续收缩影响了消化功能，肺血管平滑肌的持续扩张影响了呼吸功能，外周血流的持续减少影响了微循环，故而出现"呕而咳，手足厥冷"。

这种状态持续一段时间后，细胞外液的渗透压反而被进一步稀释，水分可从细胞外液向渗透压相对较高的细胞内转移，造成细胞水肿，脑细胞最为敏感，故而最先反应。脑细胞肿胀，颅内压必然升高，严重影响中枢神经系统功能，引发头痛、烦躁、嗜睡等症状，严重时可引起脑疝，甚至死亡，故曰"二三日，呕而咳，手足厥者，必苦头痛"。

阳明中寒证，"若不咳不呕，手足不厥者"，说明机体的神经-体液调节机制尚强，早期低渗性脱水的情况及时得到了改善，就不会造成脑细胞水肿，中枢神经系统功能也不会受损，便不会出现"苦头痛"等中枢神经系统功能障碍的症状。

【原文】阳明病，但头眩，不恶寒，故能食而咳，其人必咽痛；若不咳者，咽不痛。(198)

【病理生理】"阳明病，但头眩，不恶寒，能食"，为阳明中风证的表现。此时皮肤外周及胃肠血流增加，脑血供和氧供相对减少，故"但头眩，不恶寒"。

能食则说明迷走神经活动增强，胃肠道的蠕动、消化液的分泌及胰岛素的分泌均会增加。同时，迷走神经末梢释放 Ach（乙酰胆碱）与气道表面的上皮和分泌细胞 M 型胆碱能受体结合，引起纤毛摆动频率增加和气道黏液分泌增加；与支气管平滑肌的 M 型胆碱能受体结合，引起支气管平滑肌痉挛、支气管收缩、气道张力增加；呼吸道支气管平滑肌收缩、气道狭窄及黏液分泌增加，故而能食而咳，临床可伴有消谷善饥、血糖异常、消瘦等症。

由于迷走神经广泛分布于咽喉、食管、胃肠、肺和心脏等内脏器官，而以咽喉部位最敏感，当咽喉受到咳嗽的强烈刺激时，就会刺激咽痛感觉纤维而引起咽部疼痛，"故能食而咳，必咽痛"。如果没有咳嗽，就不会刺激到咽痛感觉纤维，也就不会发生咽痛，"故若不咳者，咽不痛"。

另外，需要注意的是，迷走神经兴奋时，对循环系统而言，其效应为心率减慢、心排血量减少、外周血管阻力降低、动脉血压下降。所以，对于本身存在心肌缺血的患者来说，迷走神经的兴奋可引发心源性猝死。咽痛为迷走神经兴奋的特征性表现。

【原文】阳明病，无汗，小便不利，心中懊恼者，身必发黄。(199)

【病理生理】阳明病，本身就有体液损耗的问题，极易引发脱水，不论是高渗性脱水或低渗性脱水，均会导致小便不利；均会使血液浓缩、血液黏滞度增高（心中懊恼），红细胞因此萎缩或肿胀，必发生溶血性黄疸。

【原文】阳明病，被火，额上微汗出，而小便不利者，必发黄。(200)

【病理生理】阳明病，若为中风，火疗之后，反而更加损耗体液，不但影响散热，还可直接损耗血容量。小便不利为机体调节血容量的代偿机制，也说明进入高渗性脱水的中晚期，红细胞因此受损，必引发溶血性黄疸。

【原文】阳明病，脉浮而紧者，必潮热，发作有时；但浮者，必盗汗出。(201)

【病理生理】此条可参考 194 条。

【原文】阳明病，口燥但欲漱水，不欲咽者，此必衄。(202)

【病理生理】阳明病，口干舌燥，把水含在口中会舒服些，但不愿意咽下去。"口燥"与燥渴不同，此为热淤血中，可致血液浓缩，血液黏稠度、凝固性增加，更加不利于机体的散热。于是，机体为了自保，必然通过出血的方式来泄热，故"必衄"。如果不衄，可造成静脉淤血，继而引发静脉血栓，可用桃核承气汤泄血中瘀热。

血栓是由各种因素导致体内的凝血调控机制失衡所致，其形成条件包括血管内皮细胞损伤、血流状态异常以及血液凝固性增加。根据发生部位可分为静脉血栓和动脉血栓，静脉血栓又包括深静脉血栓、肺血栓栓塞、血栓性浅静脉炎；动脉血栓包括心房血栓、外周动脉血栓和脑血栓。

血栓的典型症状：

1. 深静脉血栓多发于下肢，主要表现为患肢疼痛、肿胀、肌肉痉挛，伴有皮肤发红、干燥，有时可伴有静脉周围炎以及盆腔静脉、淋巴系统压迫性病变，形成"股白肿"。

2. 肺血栓栓塞，患者可出现胸部或上背部疼痛，伴有气促、心跳加快、干咳、头晕等表现。

3. 腹部脏器血管血栓，可出现肠梗阻、消化不良、腹胀、消瘦、便血、急性消化道出血等。

4. 脑血管发生血栓栓塞可出血颅内高压、头痛、呕吐、肢体无力、麻木或偏瘫及癫痫发作等症状。

【原文】阳明病，本自汗出，医更重发汗，病已差，尚微烦不了了者，此必大便硬故也，以亡津液，胃中干燥，故令大便硬。当问其小便日几行，若本小便日三四行，今日再行，故知大便不久出。今为小便数少，以津液当还入胃中，故知不久必大便也。(203)

【病理生理】阳明病，本已自汗出，医者又再次用汗法，虽然大部分症状已经好转，但仍有微烦始终好不了，此时必伴有大便硬的情况。

体液尚未恢复，发汗再次损耗了体液，因而启动神经-体液调节机制，心率加快（微烦），胃肠血流减少、胃肠内容物停留时间延长（胃中干燥），抗利尿激素分泌增加（小便不利），故曰"以亡津液，胃中干燥，故令大便硬"。

要想知道机体的体液是否得到恢复，当问小便每天几次，若前一天小便为三四次，今天变成两次（"再"之意），则说明机体正在启动神经-体液调节机制进行自身输液，胃肠的津液一旦被补足，大便就会畅通了。

【原文】伤寒呕多，虽有阳明证，不可攻之。(204)

【病理生理】太阳伤寒若有大量呕吐的情况，虽有阳明证的胃家实，但也不可用泻下法攻之。

【原文】阳明病，心下硬满者，不可攻之。攻之，利遂不止者死，利止者愈。(205)

【病理生理】阳明病，胃家实，若有心下硬满，则说明机体已然存在腹腔积液的情况，如绞窄性肠梗阻可出现腹水。若为漏出性腹腔积液，会直接影响有效循环血量，此时万万不可用泻下法攻之。

若误用泻下法，大量损耗体液，使有效循环血量进一步下降，继而出现下利不止，则说明组织器官处于缺血缺氧的状态，机体即将进入失代偿状态，生命垂危也；若下利自止，则说明机体尚有代偿能力，自身输液、自身输血的调节机制尚强，血容量得到补充，自当痊愈。

【原文】阳明病，面合色赤，不可攻之；必发热，色黄者，小便不利也。（206）

【病理生理】阳明病，面色赤红，与临床相对性红细胞增多症类似。

相对性红细胞增多症与所有引起脱水的原因有关，如大量汗出、高热、应用利尿剂等，造成血液浓缩、血浆容量减少，但不伴有红细胞数量减少，从而导致血细胞比容增加，其最突出的表现为颜面、手足及黏膜发红紫色，可涉及神经、循环、消化等多系统表现。此时不可用泻下法治疗。

如果误用攻下法损耗了体液，加重了脱水的程度，造成散热障碍而发热；红细胞因此受损而发生溶血性黄疸；影响血容量而小便不利，故曰攻之"必发热色黄者，小便不利也"。

调胃承气汤与胃轻瘫

【原文】阳明病，不吐不下，心烦者，可与调胃承气汤。（207）

调胃承气汤方

大黄四两（去皮，清酒洗）　甘草二两（炙）　芒硝半升

上三味，以水三升，煮取一升，去滓，内芒硝，更上火微煮令沸，少少温服之。

【病理生理】这一条在讲调胃承气汤证，可结合第261条、第262条一起来看。

阳明病，说明机体的体液已有所损耗；不吐不下，说明胃肠的动力已然受到影响。当机体处于阳明中风证或高渗性脱水状态时，因为细胞外液高渗可以把细胞内的水带出来，细胞内高溶质，从而钾离子顺浓度差进入细胞，极易导致低血钾。

低血钾对消化道的影响，轻则胃肠平滑肌麻痹、食欲不振、腹胀等，重则麻痹性肠梗阻；对心肌细胞的影响，兴奋性暂时性增高、自律性增加、传导性下降、收缩性先增高后下降，可直接导致心律失常；对肾脏的影响，因远端肾单位对抗利尿激素反应性降低，故而相对多尿；对骨骼肌的影响，轻则四肢无力麻木软瘫，重则呼吸肌麻痹；对中枢神经系统的影响，轻则烦躁，重则嗜睡、昏迷；对糖代谢的影响，低钾血症能引起胰岛素分泌减少或作用减弱，可直接升高血糖。

不吐不下，则提示胃肠平滑肌已经处于轻度麻痹状态，胃肠内容物排空延缓；心烦，则说明中枢神经系统的兴奋性还未受到抑制，心肌细胞的兴奋性暂时性增高，机体还未形成麻痹性肠梗阻，故可用调胃承气汤治疗。

261 条"太阳病，发汗不解，蒸蒸发热者，属胃也，调胃承气汤主之"，说明本为太阳病，因为体液的损耗影响了散热机制，使大量的热在体内滞留，表现出蒸蒸发热，此为燥热的表现，有些类似脱水热，转属阳明中风证，因而造成水、电解质代谢紊乱，从高渗性脱水发展至低钾血症，可用调胃承气汤治疗。

262 条"伤寒吐后，腹胀满者，与调胃承气汤"，说明吐法损耗了消化液及体液，直接造成水、电解质代谢紊乱，导致胃肠平滑肌轻度麻痹，与临床胃轻瘫综合征类似。

胃轻瘫是一种胃动力障碍性疾病，以胃排空延缓为特征的临床症状群，主要表现为早饱，餐后上腹胀、恶心、呕吐、体重减轻、便秘等，又称胃麻痹、胃无力等。可酌情给与调胃承气汤治疗。

调胃承气汤的用药思考：大黄、芒硝均性寒，二者合用可泄热，可激活细胞膜上的 α 受体，增强 α 去甲肾上腺素的作用，促进细胞外钠离子进入细胞内、细胞内钾离子出细胞；还可增加肠腔内的渗透压，不但改善机体高钠低钾的状态，还可以帮助胃肠排空；炙甘草既能调和药性以保护黏膜，又能补充水分。

大小承气汤与动力性肠梗阻

【原文】阳明病，脉迟，虽汗出不恶寒者，其身必重，短气，腹满而喘，有潮热者，此外欲解，可攻里也。手足濈然汗出者，此大便已硬也，大承气汤主之。若汗多，微发热恶寒者，外未解也，其热不潮，未可与承气汤；若腹大满不通者，可与小承气汤，微和胃气，勿令至大泄下。（208）

大承气汤方

大黄四两（酒洗）　厚朴半斤（炙，去皮）　枳实五枚（炙）　芒硝三合

上四味，以水一斗，先煮二物，取五升，去滓，内大黄，更煮取二升，去滓，内芒硝，更上微火一两沸，分温再服。得下，余勿服。

小承气汤方

大黄四两（酒洗）　厚朴二两（炙，去皮）　枳实三枚大者（炙）

上三味，以水四升，煮取一升二合，去滓，分温二服。初服汤当更衣，不尔者尽饮之。若更衣者，勿服之。

【病理生理】"阳明病，脉迟"，是体液损耗后血液浓缩、血液黏滞度高，致使血液循环不良的表现。汗出不恶寒、潮热，为阳明中风证的状态，因为体液的损耗影响了散热机制，使大量的热在体内滞留，就会表现出汗出不恶寒、

蒸蒸发热或潮热。

若阳明中风证造成了水、电解质代谢紊乱，引发了低钾血症，导致四肢无力瘫软、呼吸费力、胃肠平滑肌麻痹，"其身必重，短气，腹满而喘"，可用调胃承气汤治疗。

若出现手足濈然而汗出，则说明病情加重了，由体液损耗发展为有效循环血量的减少，交感-肾上腺髓质系统因而反射性兴奋。"手足濈然而汗出"就是此系统过度兴奋的表现，出汗主要见于手掌、足趾和腋窝三个部位。

交感-肾上腺髓质系统的反射性兴奋，可激活钠钾泵，使细胞内的水钠向细胞外转移，细胞外液的钾离子向细胞内转移，继而加重低钾血症，直接造成麻痹性肠梗阻，故"大便已硬"，当用大承气汤治疗。

"若汗多，微发热恶寒者"，说明机体仍在体温调节的过程中，体表外周阻力增大，细胞膜上的钠钾泵活性尚被抑制，水、电解质代谢尚处于平衡状态，故曰"外未解也，病还未转属阳明"。胃肠内容物还未完全燥结阻塞故不可攻下，不可用承气汤；其热不潮，再次说明机体的散热机制还未受到影响，阳明里热还未形成，不可用承气汤。

"阳明病，脉迟，汗出不恶寒，腹大满不通者"，是胃肠内容物运行不畅，肠腔被粪块堵塞因而膨胀，副交感神经因而过度兴奋，使胃肠平滑肌蠕动、收缩频率加快，反不利于消化吸收，形成痉挛性肠梗阻，可用小承气汤通利大肠、泻下粪块以进行胃肠减压，大便下腹满去即可，不可大泄之。

大承气汤和小承气汤均治疗动力性肠梗阻。动力性肠梗阻是由于肠壁肌肉运动功能失调所致，并无肠腔狭窄，又可分为麻痹性和痉挛性两种。前者是因交感神经反射性兴奋或毒素刺激肠管而失去蠕动能力，以致肠内容物不能运行，可用大承气汤治疗；后者系肠管副交感神经过度兴奋，肠壁肌肉过度收缩所致，可用小承气汤治疗。

有时麻痹性和痉挛性可在同一患者不同肠段中并存，称为混合型动力性肠梗阻，可先用小承气汤，再用大承气汤。

【原文】阳明病潮热，大便微硬者，可与大承气汤；不硬者，不可与之。若不大便六七日，恐有燥屎，欲知之法，少与小承气汤，汤入腹中，转失气者，此有燥屎也，乃可攻之；若不转失气者，此但初头硬，后必溏，不可攻之，攻之必胀满不能食也。欲饮水者，与水则哕；其后发热者，必大便复硬而少也，以小承气汤和之。不转失气者，慎不可攻也。（209）

【病理生理】这一条再次说明大承气汤的应用原则。潮热、大便硬，伴有水、电解质代谢紊乱，胃肠平滑肌麻痹，胃肠动力丧失、肠腔内容物堵塞，引发麻痹性肠梗阻，才可用大承气汤治疗。大便不硬，燥结未成，肠腔未堵塞，未形成麻痹性肠梗阻，不可用大承气汤。

若不大便六七日，如何知道是否造成了麻痹性肠梗阻？可先给与少量的小承气汤和胃气以通便，服用后，不排便却排气，则说明胃肠平滑肌已处于麻痹状态，已形成麻痹性肠梗阻，此时才可用大承气汤治疗。

还有一种情况，若服用小承气汤后，排便却没有排气，排便以初头硬、后必溏为特点，说明此为阳明中寒证，存在低渗性脱水的情况，细胞外液低渗也可造成高血钾（高血钾也可导致胃肠平滑肌麻痹），所以绝对不可给与治疗高渗性脱水、低钾血症的承气汤类泄热攻下，攻之必损耗胃肠津液，直接影响有效循环血量，加重胃肠黏膜的缺血缺氧，影响胃肠的消化吸收能力，延长胃肠内容物的排空时间，故"必胀满不能食"。"欲饮水者，与水则哕"，则进一步说明机体处于低渗性脱水状态，饮水反而进一步稀释血浆渗透压，机体为了自保，故而饮水则哕。

"阳明病，其后发热者"，说明仍有潮热，必会再次出现大便硬的情况，可先给与小承气汤通便，服后若没有出现排气，则不可再用承气汤类泄热攻下。

【原文】夫实则谵语，虚则郑声。郑声者，重语也。直视，谵语，喘满者死，下利者亦死。（210）

【病理生理】阳明病本身存在体液损耗的情况，若不影响有效循环血量，只出现了中枢神经系统功能障碍，表现为烦躁、亢奋、谵语等，则为实证，也为水、电解质代谢紊乱的早期表现。

若影响了有效循环血量，导致组织器官的缺血缺氧，脑细胞的形态结构因此受损，则表现为嗜睡、言语不清、语言重复等症，此为虚证，为水、电解质代谢紊乱的晚期表现。

"阳明病，直视谵语"，为机体水、电解质代谢紊乱造成的肌肉神经的功能障碍，若因此引发钾代谢紊乱，可直接导致呼吸肌麻痹，进而危及生命，故"喘满者死"。

若因此造成组织器官的缺血缺氧，严重影响了胃肠的消化吸收功能，使机体进入恶病质状态，也会危及生命，故"下利者亦死"。

【原文】发汗多，若重发汗者，亡其阳，谵语，脉短者死，脉自和者不死。（211）

【病理生理】发汗多，说明体液本身已经损耗，又再次发汗，必定造成水、电解质代谢紊乱。如高渗性脱水，中枢神经系统功能最先受到影响，谵语为最初的表现，若继而出现脉短，或者说有效循环血量减少，那么脑细胞就会首先处于缺血缺氧的状态，对生命造成威胁。

脑组织完全缺氧 15 秒导致昏迷；完全缺氧 3 分钟以上则昏迷数日；完全缺氧 8～10 分钟则造成不可逆损害。若脉象恢复，有效循环血量得到改善，则不会危及生命，所谓"脉自和者不死"。

【原文】伤寒若吐、若下后不解，不大便五六日，上至十余日，日晡所发潮热，不恶寒，独语如见鬼状。若剧者，发则不识人，循衣摸床，惕而不安，微喘直视。脉弦者生，涩者死。微者，但发热谵语者，大承气汤主之。若一服利，则止后服。(212)

【病理生理】伤寒若吐、若下后，大量损耗了体液，影响了散热机制，致使病情有了进一步的变化，出现了不大便、日晡所发潮热、不恶寒及独语如见鬼状，均为阳明中风之症，也为高渗性脱水的早期表现。

若持续十几日不大便，积存在肠道中的氨气不能及时排出，就会进入血液，正常氨分子在血液中以氨根离子存在，不易通过血脑屏障，当 pH 值增高（碱中毒）时，氨离子脱氢为氨分子，可自由通过血脑屏障，造成氨中毒，可直接干扰脑细胞的能量代谢，使脑内神经递质含量发生改变，可使神经细胞膜的正常功能发生改变。同时，当血氨升高时，对眼睛及上呼吸道具有明显的刺激和腐蚀作用，可造成眼部充血、失明及呼吸频速、呼吸困难等。

高渗性脱水的中晚期极易导致低血钾，而低血钾往往伴有代谢性碱中毒，给氨中毒提供了环境，再加上不大便等，所以高渗性脱水持续发展下去可导致血氨升高，故当病情加重时，可出现不识人、循衣摸床、惕而不安、微喘直视等氨中毒的特征表现。

若此时机体还有抗损伤的能力，神经-体液调节机制尚能发挥作用，仍处于代偿期，则仍可治；若此时机体的抗损伤能力弱，组织细胞的功能结构已然受损，进入失代偿期，则难治，故"脉弦者生，涩则死"。若此时机体尚有代偿能力，只是发热、谵语、不大便，处于阳明中风证的麻痹性肠梗阻的状态，可酌情给与大承气汤泻热通便，大便得通，不可再服。

【原文】阳明病，其人多汗，以津液外出，胃中燥，大便必硬，硬则谵语，小承气汤主之。若一服谵语止者，更莫复服。(213)

【病理生理】阳明病的多汗很容易造成高渗性脱水，胃肠因而热燥，大便必硬，硬且不通则可直接影响中枢神经系统的功能，故"硬则谵语"。可先用小承气汤通利大便，大便通氨气出，谵语必止，止者就不可再用攻下之法。

【原文】阳明病，谵语，发潮热，脉滑而疾者，小承气汤主之。因与承气汤一升，腹中转气者，更服一升；若不转气者，勿更与之。明日又不大便，脉反微涩者，里虚也，为难治，不可更与承气汤也。(214)

【病理生理】阳明病，谵语发潮热，脉滑而疾（说明胃肠功能处于过度亢进状态），燥热已成，大便必硬，当先给与小承气汤治疗。

小承气汤的服用方法，可将其分为三等分服用。若服用第一等分后，出现排气，说明粪块燥结堵塞肠道，则可继续服用第二等分，大便通则不需要再服用第三等分。

若服用第一等分后，没有出现排气，排出的大便为初头硬后软，说明燥结未成，恐为阳明中寒证，故不可再继续服用其他等分。

若服用小承气汤后，当天大便得通，第二天却仍不大便，脉象反微涩，说明机体的有效循环血量已有所损耗，组织器官处于缺血缺氧的状态，则为里虚证，难治，不可再用承气汤攻下。

【原文】阳明病，谵语，有潮热，反不能食者，胃中必有燥屎五六枚也。若能食者，但硬耳，宜大承气汤下之。(215)

【病理生理】阳明病，谵语有潮热，本为阳明中风证，当能食，今反不能食，则说明胃肠动力低下，或者说胃肠平滑肌处于麻痹状态，胃肠道必有粪块凝结堵塞，因而导致麻痹性肠梗阻，可给与大承气汤攻下；若能食，大便硬，则说明胃肠功能处于相对亢进的状态，形成痉挛性肠梗阻，可酌情给与小承气汤通便泻下。

【原文】阳明病，下血谵语者，此为热入血室。但头汗出者，刺期门，随其实而泄之，濈然汗出则愈。(216)

【病理生理】阳明病，若发生了急性肠梗阻，肠管迅速膨胀，肠壁变薄，肠腔压力不断升高，到一定程度可引发肠壁血运障碍，最初表现为静脉回流受阻，肠壁小静脉因此淤血，肠壁毛细血管因此通透性增加，若伴有血细胞渗出，就会便血，故曰"下血谵语者，此为热入血室"。

但头汗出，说明机体为了防止血容量的损耗，正在积极努力地进行神经-体液的调节，故可刺期门穴，泄血热以促进血液循环，血液循环畅通，体液得以补充，故"濈然汗出则愈"。

【原文】汗出谵语者，以有燥屎在胃中，此为风也。须下者，过经乃可下之，下之若早，语言必乱，以表虚里实故也。下之愈，宜大承气汤。(217)

【病理生理】阳明病，汗出谵语，大便硬，燥结阻塞，此为中风，当用攻下法泻之，下之则愈。能食者给与小承气汤，不能食则给与大承气汤。

惟有阳明热燥证才可下，若只是热，还未形成燥，则不可用攻下之法。

若为中寒，体表及胃肠血流减少，胃肠排空延迟而不大便，为表虚里实，更不可用攻下之法，若先用了攻下之法，则更加损耗津液，直接影响中枢神经系统的功能，故"下之若早，语言必乱"。

【原文】伤寒四五日，脉沉而喘满，沉为在里，而反发其汗，津液越出，大便为难，表虚里实，久则谵语。(218)

【病理生理】伤寒四五日后，病情进一步发展，因交感神经持续兴奋增加了心肌耗氧量，影响了冠脉血流，消耗了能量，导致肺泡通气过度，肺血管通透性增加，肺组织清除水分的能力下降，故"脉沉而喘满"。

脉沉提示病已入里、入阴，心脏和肺脏等组织器官功能均已受到影响，此时的治疗当以温里为主，或者说帮助机体增加氧供和血供以加强组织器官的功能，如用真武汤。

此时却反用了发汗解表之法，导致体液及能量再次被损耗，机体为了自保，只能继续减少内脏器官胃肠等的血流，胃肠排空继续延迟，因而进入阳明中寒的状态，大便难，此为表虚里实的由来。时间久了必然造成水、电解质的代谢紊乱，直接影响中枢神经系统的功能，故久则谵语。

白虎汤与全身炎性反应综合征

【原文】三阳合病，腹满身重，难以转侧，口不仁，面垢，谵语，遗尿。发汗则谵语；下之则额上生汗，手足逆冷；若自汗出者，白虎汤主之。(219)

白虎汤方

知母六两　石膏一斤（碎）　甘草二两（炙）　粳米六合

上四味，以水一斗，煮米熟汤成，去滓，温服一升，日三服。

臣亿等谨按：前篇云热结在里，表里俱热者，白虎汤主之。又云其表不解，不可与白虎汤。此云脉浮滑，表有热，里有寒者，必表里字差矣。又阳明一证云，脉浮迟，表热里寒，四逆汤主之。又少阴一证云，里寒外热，通脉四逆汤主之，以此表里自差，明矣。《千金翼》云白通汤，非也。

【病理生理】三阳合病，说明首先病从外来，继而由表入里，涉及太阳、阳明、少阳。在这个过程中，机体启动了体温调节机制、血管防御反应及神经-体液调节机制。

当机体处于体温下降期时，散热大于产热，体表外周血管扩张、血流增加，汗腺分泌增加，同时胃肠血管扩张、血流增加，其消化吸收功能增强，体温及排便应该逐渐恢复正常。但因散热过程中消耗了大量的能量及体液，不但太阳表证未解，还出现了水、电解质代谢紊乱及组织器官的功能受损，机体因而同时启动了神经-体液调节机制及以抗损伤为主的血管防御反应。

太阳表证未解，再加上水、电解质的代谢紊乱，可改变骨骼肌、胃肠平滑肌的兴奋性，使体内的代谢产物增多，故而"腹满身重、难以转侧"。

机体启动神经-体液调节机制，因其本身存在脱水的情况，皮肤及口腔黏膜相对干燥，再加上交感神经的持续作用，口腔唾液分泌也会减少，继而影响味觉，故"口不仁"。因为呈味物质是水溶性的，必须有适度的水溶性，它的分子才能被水溶液输送入味孔内刺激味觉神经而产生味觉。唾液是水溶液，其中含水约99.42%，是入口食物的天然溶剂，也是产生味觉的关键所在，如果把舌上的唾液都吸干，此时即使把干的砂糖放上去，也感觉不到一点儿甜味。

机体启动神经-体液调节机制的同时，儿茶酚胺类等内分泌激素持续作用，也可导致内分泌失调，如雌激素与孕激素的失衡可造成黄褐斑等，故面垢，涉及少阳证。

谵语、遗尿，为中枢神经系统功能障碍的表现，进一步说明机体存在水、电解质代谢紊乱（高渗性脱水）的情况，为阳明中风证的表现。此为三阳合病的表现。

另外，机体存在散热障碍，外来致病因素一直未解，体温或血温持续在高位，会最先影响脑组织的功能，再加上水、电解质代谢紊乱，中枢神经系统必然受损，机体因而启动了以抗损伤为主的血管防御反应，可导致全身炎性反应综合征。

全身炎性反应综合征的病因可以是失液、缺血、炎症、感染等多种致病因素的联合作用，可出现发热、寒战、呼吸增快、心率增快，伴随乏力、全身肌肉酸痛以及神志尚有兴奋、烦躁、胡言乱语等症状。也可引发脑膜炎等，此也为三阳合病的表现。

因为是三阳合病，病已开始入里，所以不可再用汗法解表，因为发汗会再次损耗体液，使血浆渗透压进一步升高，直接导致中枢神经系统功能障碍，故发汗则谵语；因为外来致病因素还未解，阳明燥结未成，还没有造成肠梗阻，所以也不可用下法攻里。

若用了攻下之法，则进一步损耗体液，直接影响有效循环血量，交感-肾上腺髓质系统因而持续作用，心率持续增快、舒张压持续升高，不但影响冠脉血流，还会导致静脉回流不畅，上腔静脉回流受阻不但有头汗出，还会出现颈静脉怒张，故而额上生汗。同时，由于交感-肾上腺髓质系统的持续作用，外周血流持续减少，还可造成微循环的缺血缺氧，故而手足逆冷。

若三阳合病，自汗出，则说明机体目前表里俱热，燥结未成，治疗当以清热生津为主，白虎汤为首选。

白虎汤的用药思考：知母、石膏合用可抗炎可降温；粳米汤可快速补充葡萄糖以稀释并降低血浆渗透压；甘草可保护细胞，可抗损伤。

【原文】二阳并病，太阳证罢，但发潮热，手足漐漐汗出，大便难而谵语者，下之则愈，宜大承气汤。(220)

【病理生理】太阳阳明并病，太阳表证已解，但发潮热，手足漐漐汗出，大便难而谵语者，说明目前仅有阳明热燥之里证，且燥结已成，当用攻下之法，可酌情给与大承气汤；如若要稳妥，可先给与小承气汤，见排气后，再给与大承气汤。

【原文】阳明病，脉浮而紧，咽燥口苦，腹满而喘，发热汗出，不恶寒，反恶热，身重。若发汗则躁，心愦愦，反谵语；若加温针，必怵惕烦躁不得眠；若下之，则胃中空虚，客气动膈，心中懊侬，舌上苔者，栀子豉汤主之。(221)

【病理生理】"脉浮而紧，咽燥口苦，腹满而喘，发热汗出，不恶寒，反恶热，身重"，为三阳合病的表现，故不能用发汗、热疗、攻下的方法治疗。

若发汗则进一步损耗体液，继发高渗性脱水，则燥、则烦乱、则谵语。

若用温针等热疗方法，可直接影响有效循环血量，造成组织器官的缺血缺氧，而脑细胞最为敏感，故必出现恐惧、烦躁、不得眠等中枢神经系统功能障碍的症状。

若用攻下之法，可直接损耗胃肠消化液，不但影响胃肠的消化功能，还会使血液浓缩、血液黏滞度增高，若仅仅出现以自主神经系统功能失调为主的表现，如心中懊侬、舌苔厚等，可用栀子豉汤治疗。

舌上苔者，即舌上苔厚，为交感神经持续兴奋时胃肠内容物排空延迟的表现。参考76条。

【原文】若渴欲饮水，口干舌燥者，白虎加人参汤主之。(222)

【病理生理】接上条，若机体出现大烦渴不解、口干舌燥，则说明机体进入类似脱水热的状态。

当脱水热发生时，易引发高渗性脱水，从细胞外液的减少到有效循环血量的减少，血液相对浓缩，除了抗利尿激素分泌增多外，还可刺激肾素-血管紧张素-醛固酮系统，醛固酮分泌增加，钠和水的重吸收增加，排氢离子和排钾离子增加，尿量减少，以维持血容量；如持续缺水，细胞外液渗透压进一步增高，细胞内液移向细胞外，此时中枢神经细胞最为敏感，脑细胞缺水，除了可引起口腔黏膜干燥、脑功能障碍，或烦躁或亢奋或胡言乱语或抽搐等，还可因为脑体积变小，脑组织与脑膜之间的张力增大，而引起脑膜上的小血管破裂，造成蛛网膜下腔少量出血。

故若渴欲饮水，口干舌燥者，当用白虎加人参汤以清热生津补液，以减少并补充体液的损耗，从根上治疗可能引起的高渗性脱水。可参考 26 条。

猪苓汤与低蛋白血症

【原文】若脉浮发热，渴欲饮水，小便不利者，猪苓汤主之。(223)

猪苓汤方

猪苓（去皮）　茯苓　泽泻　阿胶　滑石（碎）各一两

上五味，以水四升，先煮四味，取二升，去滓，内下阿胶烊消，温服七合，日三服。

【病理生理】再接上条，若用了下法，不但损耗了体液，还损耗了物质能量，使机体的能量代谢显著增高，分解代谢大于合成代谢。

当血浆中蛋白质的分解增强、丢失增多时，易影响血浆胶体渗透压，可引发低白蛋白血症，血浆胶体渗透压因此下降，组织液的生成大于回流，组织间隙或体腔潴留过多的水分，可造成有效循环血量的减少，继而出现水肿、发热、感染、小便不利、消瘦、贫血等。

这里的脉浮发热，当为机体基础代谢率高的状态，与应激反应有关，可导致白蛋白分解代谢的速率增快、分布异常等，极易继发感染，因为血浆白蛋白可调节炎性反应，起到一定的抗炎作用，所以低蛋白血症的人易患感染性疾病。这里的渴欲饮水，为机体有效循环血量呈现不足的表现。小便不利者，则提示机体已经存在水钠潴留的情况。这种情况下，当用猪苓汤治疗。

猪苓汤的用药思考：阿胶可补充血浆中的蛋白质，可提高血浆胶体渗透压，可止血；茯苓、猪苓、泽泻可帮助机体通调水道，以改善水钠潴留；滑石可清热可抗炎，可疏通泌尿管道以助机体利尿。

低蛋白血症不是一个独立的疾病，而是各种原因所致负氮平衡的结果，常和其他疾病同时出现，互相影响。低蛋白血症在临床可见于各系统的疾病中，例如肿瘤、肝硬化、肾病综合征等，不同疾病出现低蛋白血症的机理不尽相同，但总体与以下几个方面有关：蛋白的摄入、吸收能力降低；肝脏合成白蛋白功能下降；在感染、应激条件下，白蛋白分解代谢的速率增快、分布异常；血浆蛋白丢失，如短期内失血、失液可导致血浆蛋白丢失，血浆蛋白也可经消化系统、泌尿系统丢失等。

【原文】阳明病，汗出多而渴者，不可与猪苓汤，以汗多胃中燥，猪苓汤复利其小便故也。（224）

【病理生理】阳明病，汗出多而渴，是因为汗液为低渗液，多汗最容易造成高渗性脱水，故而口渴。

高渗性脱水的患者也会出现尿量减少的情况，由于细胞外液渗透压升高时，直接刺激抗利尿激素分泌，通过减少尿量以稀释较高的血浆渗透压，这是机体自身调节水、电解质代谢失衡的机制。这种情况下，不可用猪苓汤利小便，因为汗出多而口渴，已经说明了机体存在高渗性脱水的情况，治疗当以清热、生津、补液为主，若给与猪苓汤利小便，只会加重脱水状态。所以，若高渗性脱水出现小便少的情况，不宜用利尿剂治疗。

四逆汤与休克进展期

【原文】脉浮而迟，表热里寒，下利清谷者，四逆汤主之。（225）

四逆汤方

甘草二两（炙）　干姜一两半　附子一枚（生用，去皮，破八片）

上三味，以水三升，煮取一升二合，去滓，分温再服，强人可大附子一枚，干姜三两。

【病理生理】此条文描述了机体寒极开始化热的证候特点，与临床休克进展期类似。

休克早期为微循环缺血缺氧期，即交感-肾上腺髓质系统兴奋，外周阻力增大，组织器官血液灌注减少，心排出量和尿量减少，血容量和血比容下降，血压变化不大，血流变慢等表现，此时脉当沉迟。

到了休克进展期，随着微循环的缺血缺氧，局部代谢产物增多，乳酸和二氧化碳堆积，使血管平滑肌对儿茶酚胺的反应性降低，交感-肾上腺髓质系统兴奋作用开始失代偿，外周血管由收缩转为扩张，微循环的血液淤滞影响了静脉回流，故而脉浮而迟，表寒变化为表热。

静脉回流受阻，回心血量急剧减少，组织器官的缺血缺氧状态更加严重，故曰里寒。对于本身就存在血流减少的胃肠来说，无疑雪上加霜，导致严重的消化吸收障碍，故而下利清谷。当用四逆汤治疗。

【原文】若胃中虚冷，不能食者，饮水则哕。(226)

【病理生理】"若胃中虚冷"，即此时胃肠血流减少，胃肠黏膜处于缺血缺氧状态，其消化吸收能力均下降，故"不能食"。不能食，为阳明中寒证的典型表现，说明机体存在低渗性脱水的情况，细胞外液低渗，细胞外液会向细胞内转移，可造成细胞水肿。脑细胞水肿最先表现，可引发颅内压升高等。在这种状态下饮水，反而会稀释血浆渗透压，加重细胞水肿，机体为了自保，便会通过呕吐的方式抑制水的吸收，这也说明此时机体的代偿机制仍然发挥作用。

【原文】脉浮发热，口干鼻燥，能食者，则衄。(227)

【病理生理】"脉浮发热，口干鼻燥，能食"，为阳明中风之证，因体液损耗导致散热障碍，血温因而升高，衄或者说出血为机体降血温的方式。

【原文】阳明病，下之，其外有热，手足温，不结胸，心中懊憹，饥不能食，但头汗出者，栀子豉汤主之。(228)

【病理生理】阳明中风证用了下法之后，血容量尚未完全恢复，血液仍处于浓缩且黏滞度高的状态，血液中的儿茶酚胺类激素仍然作用，能量代谢仍然偏高，余热未了，故曰其"外有热，手足温，但头汗出"。

饥不能食，可知机体存在自主神经系统失调的情况，饥饿感为迷走神经兴奋的标志，不能食则为交感神经仍然兴奋的表现。不结胸，心中懊憹，则提示机体尚无体腔积液、尚无损伤，只是血液浓缩且黏滞度高导致血液循环不畅，影响了儿茶酚胺类激素的灭活，引发自主神经系统失调。当用栀子豉汤微调余热，以平衡自主神经系统功能。可参考76条。

【原文】阳明病，发潮热，大便溏，小便自可，胸胁满不去者，与小柴胡汤。(229)

【病理生理】阳明病，因体液损耗导致水、电解质代谢紊乱，机体启动了神经-体液调节机制，津液得以恢复，故小便自可、大便不硬。

但此时机体的基础代谢率仍然偏高，故发潮热。因此产生的代谢产物尚未完全清除，对消化道黏膜产生了一定的刺激，机体继而启动了以血管防御为主的应激反应，导致消化道血管扩张、通透性升高、渗出增加，影响了肠道黏膜的吸收功能，故而大便溏。

胸胁满不去，则再次说明造成大便溏的原因与细胞外、组织间的代谢产物未能完全清除有关，故当给与小柴胡汤治疗。可参考96条。

小柴胡汤与慢性胆囊炎

【原文】阳明病，胁下硬满，不大便而呕，舌上白苔者，可与小柴胡汤。上焦得通，津液得下，胃气因和，身濈然汗出而解。(230)

【病理生理】阳明病，体液损耗，机体在进行神经-体液调节的过程中，虽然水、电解质代谢紊乱的状况得到了改善，但若胆汁在胆囊长期排出不畅，就会浓缩形成胆汁酸盐，刺激胆囊黏膜引起化学性胆囊炎。这是机体早期以血管防御为主的应激反应，通过渗出液来稀释胆汁酸盐，防止并减轻其对胆囊黏膜的损伤，胆囊黏膜因此充血水肿，故而"胁下硬满"。

胆道系统的充血、水肿等刺激可导致胃肠神经兴奋性改变和胃肠激素的分泌紊乱，胃肠蠕动功能改变及胆汁分泌过多，可促使胆汁反流的发生，导致胃肠排空障碍及消化不良，故"不大便而呕"。

舌上白苔，为胃肠排空障碍及消化不良的表现，可酌情给与小柴胡汤治疗。小柴胡汤促进新陈代谢，提高机体抗炎抗损伤的能力。炎症消除，胆囊功能恢复，胃肠的消化吸收功能正常，周身血液循环恢复如常，故曰"上焦得通，津液得下，胃气因和，身濈然汗出而解"。

小柴胡汤与胆汁淤积性黄疸

【原文】阳明中风，脉弦浮大，而短气，腹都满，胁下及心痛，久按之气不通，鼻干，不得汗，嗜卧，一身及目悉黄，小便难，有潮热，时时哕，耳前后肿，刺之小差，外不解，病过十日，脉续浮者，与小柴胡汤。(231)

【病理生理】黄疸主要有以下几种：

1. 溶血性黄疸：凡能引起溶血的疾病，都可产生溶血性黄疸，一般为轻度黄疸，皮肤黏膜呈浅柠檬色，不伴有皮肤瘙痒。发生机制主要是红细胞被大量破坏后形成大量的非结合胆红素（间接胆红素），超过了肝细胞的摄取、结合与排泄能力。另外，由于溶血引起的贫血、缺氧和红细胞破坏产物的毒性作用，降低了肝细胞对胆红素的代谢能力，使非结合胆红素在血中潴留，超过正常水平而出现黄疸。

2. 肝细胞性黄疸：各种使肝细胞广泛损害的疾病均可发生黄疸，皮肤和黏膜多呈金黄色，时有瘙痒，伴有持续性发热、疲惫、乏力、肝区疼痛等，还会引起消化道症状，出现食欲减退、恶心、呕吐、便秘、腹胀、腹泻等。发生机制主要是由于肝细胞的损伤使其对胆红素的摄取、结合能力降低，导致血中的非结合胆红素增加，而未受损的肝细胞仍可将部分非结合胆红素转变为结合胆红素（直接胆红素），部分结合胆红素仍经毛细胆管从胆道排出，另一部分则由于肿胀的肝细胞炎性细胞浸润，压迫毛细胆管和胆小管或因胆栓的阻塞，使胆汁排泄受阻而反流进入血液循环中，导致血中结合胆红素增加而出现黄疸。

3. 胆汁淤积性黄疸：胆汁淤积可分为肝内性或肝外性，肤色呈现暗黄、黄绿或绿褐色，甚至黑色，可引起皮肤瘙痒与心动过缓，皮肤瘙痒显著，常出现在黄疸之前，胆囊炎、胆石症则常伴胆绞痛、发热、呕吐、腹胀等症状。黄疸来去迅速，无论肝内或肝外阻塞均伴有淤胆性肝大，当梗阻位于胆囊管以下时常伴有胆囊肿大，可无压痛。发生机制主要是由于胆道阻塞使阻塞上方的胆管内压力升高，胆管扩张，最后导致小胆管与毛细胆管破裂，胆汁中的胆红素反流入血使血液中结合胆红素升高而出现黄疸。

阳明中风，体液损耗，通常伴有水、电解质代谢紊乱，可导致高渗性脱水，若红细胞因此被大量破坏形成大量的非结合胆红素，超过了肝细胞的摄取、结合与排泄能力，使非结合胆红素在血中潴留，超过正常水平而出现为溶血性黄疸，可表现出腹胀满、一身及面目悉黄，小便不利，有潮热，时时哕等症，可给与茵陈蒿汤治疗。

若机体在启动神经-体液调节的过程中，虽然水、电解质代谢紊乱得到改善，但胆汁因此在胆管内淤积，胆管内压力增高而发生破裂，胆汁进入淋巴，继而进入血循环，而致胆汁淤积性黄疸，除了肤色呈现暗黄、黄绿或绿褐色外，若同时伴有发热、脉浮等表证，黄疸来去迅速，可酌情给与小柴胡汤治疗。

若服用小柴胡汤后，心下急而呕不止，可酌情给与大柴胡汤。

【原文】脉但浮，无余证者，与麻黄汤；若不尿，腹满加哕者，不治。(232)

【病理生理】此条接上一条。若黄疸已除，只剩下脉浮、发热、恶寒、无汗，无其他症状，可酌情给与麻黄汤。

阳明中风，若体液损耗严重影响了有效循环血量，导致组织器官的缺血缺氧，继而出现无尿、腹满、恶心呕吐者，则说明机体的内环境严重失衡，除了水、电解质代谢紊乱外，还包括酸碱失衡等，为难治。

蜜煎方与功能性便秘

【原文】阳明病,自汗出,若发汗,小便自利者,此为津液内竭,虽硬不可攻之。当须自欲大便,宜蜜煎导而通之。若土瓜根,及大猪胆汁,皆可为导。(233)

蜜煎方

食蜜七合

上一味,于铜器内,微火煎,当须凝如饴状,搅之勿令焦着,欲可丸,并手捻作挺,令头尖,大如指,长二寸许。当热时急作,冷则硬。以内谷道中,以手急抱,欲大便时乃去之。疑非仲景意,已试甚良。

又大猪胆一枚,泻汁,和少许法醋,以灌谷道内,如一食顷,当大便出宿食恶物,甚效。

【病理生理】阳明病,自汗出,可见本身就有体液损耗的情况,若再发汗,则进一步损耗体液,导致有效循环血量下降,机体就会启动神经-体液调节机制,胃肠血流、肾血流因此减少,相较而言,肾小管对缺血非常敏感,因为很多的肾小管离血管比较远,氧供和血供本就不足,再加上肾小管功能活动非常旺盛,耗氧量比较大,所以耐受缺氧的能力差。因此,肾小管是最容易缺氧缺血的部位,也是比较容易受损的部位。一旦肾小管的功能受损,就会影响肾的浓缩功能和钠水重吸收的功能,反而出现小便自利的情况。这也说明机体已然处于缺血缺氧的状态中,故曰"此为津液内竭也"。此与临床功能性便秘类似。

在这个过程中,胃肠血流持续减少,胃肠排空延缓,因而大便虽硬也不能用攻下之法,待到有便意的时候,用蜜煎导而通之,土瓜根及大猪胆汁也皆可为导。

【原文】阳明病,脉迟,汗出多,微恶寒者,表未解也,可发汗,宜桂枝汤。(234)

【病理生理】阳明病,脉迟,为中寒之证,当无汗,今汗出多,微恶寒,则说明机体正在积极地产热以散寒,故可先用桂枝汤以助机体解表散寒。

【原文】阳明病,脉浮,无汗而喘者,发汗则愈,宜麻黄汤。(235)

【病理生理】阳明病,若为中寒当脉迟,今反脉浮,则说明里寒已解,仅剩表寒未除,若无汗而喘者,可酌情给与麻黄汤助机体发汗解表。

茵陈蒿汤与肝细胞性黄疸

【原文】阳明病，发热汗出者，此为热越，不能发黄也；但头汗出，身无汗，剂颈而还，小便不利，渴引水浆者，此为瘀热在里，身必发黄，茵陈蒿汤主之。（236）

茵陈蒿汤方

茵陈六两　栀子十四枚（擘）　大黄二两（去皮）

上三味，以水一斗二升，先煮茵陈，减六升，内二味，煮取三升，去滓，分三服。小便当利，尿如皂荚汁状，色正赤，一宿腹减，黄从小便去也。

【病理生理】"阳明病，发热汗出者"，说明散热机制尚可，里热或血液中的热可随之散出，红细胞不会因热而受损，不会发生溶血性黄疸，故"不能发黄也"。

"阳明病，但头汗出，身无汗，剂颈而还，小便不利，渴引水浆者"，说明体液的损耗影响了血容量，机体当优先调节血容量，启动了神经-体液调节机制，可使腹腔内脏器官肝、胆、胃、肠等血流减少、功能下降，可使血液黏滞度增加，可促进抗利尿激素等的分泌，血液中的热因而不能及时完全散出，或者说高渗性脱水的情况没有得到及时改善，红细胞就会受损。

红细胞受损后，因为红细胞被破坏，非结合胆红素形成增多，大量的非结合胆红素运输至肝脏，必然使肝脏（肝细胞）的负担增加，当超过肝脏对非结合胆红素的摄取与结合能力时，则引起血液中非结合胆红素浓度增高。同时，当肝脏功能处于下降的状态时，也可因肝细胞的负荷增加而受损，其摄取、结合非结合胆红素的能力必然会进一步降低，导致非结合胆红素在血液中浓度持续不降而出现黄疸，故曰"瘀热在里在血，身必发黄"，当用茵陈蒿汤治疗。

茵陈蒿汤的用药思考：茵陈蒿，味苦、辛，性微寒，可清肝热，并可增加肝细胞排毒解毒功能，现代研究发现，其保肝作用机理可能为诱导肝药酶、增强肝脏的解毒功能、保护肝细胞膜的完整和促进肝细胞的再生及改善肝脏微循环。栀子、大黄合用入血，清血热并助机体及时排出血液中的代谢终产物和毒素。

【原文】阳明证，其人喜忘者，必有畜血。所以然者，本有久瘀血，故令喜忘，屎虽硬，大便反易，其色必黑，宜抵当汤下之。（237）

【病理生理】阳明病，胃家实，肠道内容物滞留，肠腔内压力增高，使肠内的血管与肠壁相互挤压，因直肠静脉无静脉瓣，血液易于淤积而使静脉扩张，加之直肠上、下静脉丛壁薄、位浅、抵抗力低，末端直肠黏膜下组织又松弛，均有利于静脉扩张，都可使直肠静脉回流发生障碍，继而形成静脉淤血。因为静脉回流障碍，回心血量减少，易造成组织器官的缺血缺氧，而脑细胞最为敏感，最易出现中枢神经系统功能障碍，如烦躁、善忘等，故曰"其人喜忘者，必有畜血。所以然者，本有久瘀血，故令喜忘"。

因为长期的静脉淤血使静脉通透性增高，血液通过扩大的内皮细胞间隙和受损的基底膜漏出血管外，可引发淤血性出血，出现便血，故而"屎虽硬，大便反易，其色必黑"也，用抵当汤下淤血。可参考124条。

【原文】阳明病，下之，心中懊恼而烦，胃中有燥屎者，可攻。腹微满，初头硬，后必溏，不可攻之。若有燥屎者，宜大承气汤。(238)

【病理生理】阳明病，泻下造成体液损耗。

"心中懊恼而烦，胃中有燥屎者"，属阳明中风或热燥之证，可先用小承气汤攻下。

若腹微满，初头硬后溏，说明其为阳明中寒或寒燥之证，不可攻之。

若腹中排气，燥结已成，导致麻痹性肠梗阻，可用大承气汤治疗。

【原文】病人不大便五六日，绕脐痛，烦躁，发作有时者，此有燥屎，故使不大便也。(239)

【病理生理】病人不解大便五六日，绕脐痛，烦躁，发作有时者，此为燥屎堵塞肠道所致，与临床肠梗阻类似。

【原文】病人烦热，汗出则解，又如疟状，日晡所发热者，属阳明也。脉实者，宜下之；脉浮虚者，宜发汗。下之与大承气汤，发汗宜桂枝汤。(240)

【病理生理】"病人烦热，汗出则解"，虽皮温下降，但血温仍高，故"又如疟状"，又开始发热，以下午3时到5时最为明显，此为里热，为体液损耗引起的散热障碍，当属阳明也。

阳明病脉实者，胃家实，表已解，宜用下法，可酌情给与大承气汤。脉浮虚者，自汗出，微恶寒，表仍未解，宜用汗法，可酌情给与桂枝汤。

【原文】大下后，六七日不大便，烦不解，腹满痛者，此有燥屎也。所以然者，本有宿食故也，宜大承气汤。(241)

【病理生理】大下之后，体液损耗，六七天不大便，烦不解，腹满痛，当为大便燥结堵塞肠道，类似临床肠梗阻。之所以会这样，是因为本就有宿食宿便，说明机体存在麻痹性肠梗阻的情况，可酌情给与大承气汤治疗。

【原文】病人小便不利，大便乍难乍易，时有微热，喘冒不能卧者，有燥屎也，宜大承气汤。(242)

【病理生理】"病人小便不利，大便乍难乍易，时有微热"，说明机体存在水、电解质代谢紊乱的情况。

若为阳明中风证或热燥状态，通常伴有肠梗阻或低钾血症，胃肠平滑肌及呼吸肌动力因此下降。心肌细胞的兴奋性、自律性、传导性因此受到影响，就会出现喘冒不能卧及燥屎堵塞肠道的情况，可酌情给与大承气汤治疗。

吴茱萸汤与低容量性低钠血症

【原文】食谷欲呕，属阳明也，吴茱萸汤主之。得汤反剧者，属上焦也。(243)

吴茱萸汤方

吴茱萸一升（洗） 人参三两 生姜六两（切） 大枣十二枚（擘）

上四味，以水七升，煮取二升，去滓，温服七合，日三服。

【病理生理】阳明病，不能食，食谷欲呕，为中寒，说明胃肠血流减少，胃肠功能处于下降状态，造成胃肠内容物排空障碍，故而不能食，严重者可因为胃肠壁缺血，导致胃肠黏膜损伤而造成吸收不良，故而大便初硬后溏。由于阳明中寒证本身存在体液损耗的情况，若影响了血容量，机体为了自保，就会启动神经-体液调节模式，开启自身输液及自身输血的代偿机制，在这个过程中，除了血浆渗透压因此被稀释外，血管紧张素和血管加压素（抗利尿激素）也会持续作用，使胃肠血管平滑肌强烈收缩而产生加压作用，故而食谷欲呕有两种可能性：一为血管紧张素的持续作用，机体因为失液启动肾素-血管紧张素-醛固酮以调节水盐平衡，其效应为保钠保水排氢排钾，此当属阳明中寒证，当为低渗性脱水或者说低容量性低钠血症的表现。二为血管加压素或者说抗利尿激素的持续作用，因为水的重吸收增加而导致水潴留，细胞外液也因此增多，造成水中毒，或者说高容量性低钠血症。

低渗性脱水（低容量性低钠血症）的特点：因为细胞外液低渗，细胞外液会向细胞内转移，可造成细胞水肿，中枢神经系统最先受到影响，引发脑细胞肿胀、颅内压升高，出现头痛、恶心、呕吐、抽搐等表现，严重的脑细胞水肿可引发脑疝、呼吸中枢抑制甚至死亡。低渗性脱水通常不口渴，因为血浆渗透压低，刺激不到口渴中枢，故不口渴。早期时患者的尿量也不减，只有到了血容量明显下降，甚至休克阶段，才会有尿量锐减，一旦进入休克阶段，就不再是吴茱萸汤的治疗范畴了。另外，低渗性脱水可造成高钾血症，细胞外液低渗状态可以使细胞外液进入细胞内，造成细胞水肿，细胞内低溶质，从而钾离子顺浓度差出细胞，继而引发高钾血症。

高血容量性低钠血症，指的是稀释性的低钠血症，是因为输入水过多或者水排出过少造成水在体内潴留，造成血浆渗透压下降和循环血容量增多的一种病理生理状态，也是水过多和水中毒的一个称谓。主要的临床表现分为急性和慢性的两种：急性会造成精神失常、头痛、定向力障碍；慢性表现为表情淡漠、恶心、食欲减退和皮下组织肿胀等。

食谷欲呕，属阳明中寒，当给与吴茱萸汤治疗。如服用吴茱萸汤后，得汤反而加重，说明与阳明中寒证无关，与水潴留有关，可用五苓散通利三焦、化水利尿。

相较而言，吴茱萸汤证类似低容量性低钠血症，可表现为细胞内水肿、细胞外液减少；五苓散证类似高容量性低钠血症，可仅表现为细胞外液增多、水中毒。

吴茱萸汤的用药思考：有报道认为，吴茱萸中含有血管紧张素 Ⅱ 受体拮抗剂，笔者认为，吴茱萸应该可作用于肾素-血管紧张素-醛固酮系统，并且对此血管紧张素 Ⅱ 受体有双向调节作用，可先兴奋后抑制，促进机体完成保钠保水、排氢排钾的自身体液调节机制。

血管紧张素 Ⅱ 不仅是体内最强的缩血管剂，其加压作用是去甲肾上腺素的40倍，而且还是一种生长因子，具有促进生长的作用，它可增加细胞内 DNA、RNA 含量及代谢转化，也增加蛋白质的合成。血管紧张素 Ⅱ 还可刺激肾上腺分泌肾上腺素（儿茶酚胺等）和醛固酮，所以对儿茶酚胺的受体也有双向调节作用，兴奋 β 受体可以增强 β 肾上腺素的作用，可以激活细胞膜上的钠钾泵，促进细胞外钾离子进入细胞内，细胞内钠离子出细胞，继而改善细胞外液低渗状态、高钾状态。

有效调节血管紧张素 Ⅱ 持续作用，可舒张血管平滑肌，解除外周血管平滑肌及腹腔内脏血管平滑肌的持续收缩状态，增强消化系统功能。可调节醛固酮的生成，以助机体平衡水盐代谢。

吴茱萸与生姜合用，可减少血管紧张素 Ⅱ 的生成，因为人类血管组织中的血管紧张素 Ⅱ 的70%由胃促胰酶催化，表明血管组织的血管紧张素 Ⅱ 主要由胃促胰酶途径生成，而生姜有直接兴奋胃平滑肌的作用，能使胃蛋白酶作用减弱，可增强胃肠的消化和吸收，可降低血管紧张素 Ⅱ 强烈收缩胃肠平滑肌的作用，所以可止呕。

加人参、大枣，一方面补充能量，另一方面刺激胰岛素的分泌，因为胰岛细胞对血糖变化十分敏感，血糖水平是调节胰岛素分泌最重要的原因。血糖浓度升高引起胰岛素分泌，胰岛素又使血糖浓度降低，血糖水平与胰岛素之间相互制约，以维持血糖和胰岛素水平的稳态。血中的氨基酸和脂肪酸水平对胰岛素分泌的刺激作用具有协同效应。血糖浓度低时，血中氨基酸浓度增加只能对胰岛素分泌起轻微作用，但如果血糖同时升高，氨基酸的刺激作用则可使胰岛素分泌增多，交感神经兴奋时释放去甲肾上腺素，可通过作用于胰岛 β 细胞膜上的 α 受体抑制胰岛素的分泌，也可通过 β 受体刺激胰岛素分泌。刺激胰岛素的分泌会进一步增强钠钾泵的活性，因为胰岛素是增强钠钾泵活性的主要激素，临床治疗高血钾时给与胰岛素+葡萄糖液，就可以使细胞外钾离子进入细胞内，从而达到治疗目的，胰岛素可以同时解决高血糖和高血钾的问题。

【原文】太阳病，寸缓关浮尺弱，其人发热汗出，复恶寒，不呕，但心下痞者，此以医下之也。如其不下者，病人不恶寒而渴者，此转属阳明也。小便数者，大便必硬，不更衣十日，无所苦也。渴欲饮水，少少与之，但以法救之，渴者，宜五苓散。(244)

【病理生理】太阳病，本当发汗解表，却用了下法，仍恶寒，不呕，但心下痞，"病发于阴而反下之，因作痞"。

若没有用下法，发热汗出后，出现不恶寒而渴者，说明病情进一步发展，从太阳病转属阳明病。若小便数者，大便必硬，即使不大便数日，也没有明显的腹胀、腹痛等症，说明还未发展为阳明胃家实证。若渴欲饮水，只能少少饮用，津液便可自行恢复，多次过量饮用反而容易稀释血浆晶体渗透压，造成水中毒或水潴留的状态，若因此口渴且小便不利者，可给与五苓散治疗。

【原文】脉阳微而汗出少者，为自和也；汗出多者，为太过。阳脉实，因发其汗，出多者，亦为太过。太过者为阳绝于里。亡津液，大便因硬也。(245)

【病理生理】"脉阳微而汗出少者"，为外来致病因素已消除，或者说处于体温下降期，此为机体的体温调节防御机制，病将自愈；"汗出多者"，为发汗太多，津液损耗，造成水、电解质的代谢紊乱，故为太过也。

机体津液损耗太过，除了可造成水、电解质的代谢紊乱，还会影响有效循环血量，机体从脱水到缺血缺氧，大便因硬也。

【原文】脉浮而芤，浮为阳，芤为阴，浮芤相搏，胃气生热，其阳则绝。

（246）

【病理生理】脉浮而芤，脉浮大而中空，为功能亢进但津液不足的状态，消耗大于储备，代谢活动加快，消化系统等兴奋性增高，易导致脱水。若机体因脱水而导致钾代谢紊乱，肌肉、胃肠等器官因此动力下降，就会处于软瘫麻痹状态，故而"胃气生热，其阳则绝"。

麻子仁丸与慢性便秘

【原文】趺阳脉浮而涩，浮则胃气强，涩则小便数，浮涩相搏，大便则硬，其脾为约，麻子仁丸主之。（247）

麻子仁丸方

麻子仁二升　芍药半斤　枳实半斤（炙）　大黄一斤（去皮）　厚朴一尺（炙，去皮）　杏仁一升（去皮尖，熬，别作脂）

上六味，蜜和丸，如梧桐子大，饮服十丸，日三服，渐加，以知为度。

【病理生理】趺阳（即冲阳穴，在足背第二、第三跖骨间，属足阳明胃经）脉浮而涩，说明机体的代谢亢进，但津液不足；副交感神经兴奋，胃肠血流增加，胃肠功能亢进，故而胃气强；同时，肾血流增加，肾小球滤过率增加，故而小便数；若副交感神经过度兴奋，胃肠的动力过度亢进，反会影响胃肠的排空。同时，小便次数过度频繁也会损耗正常的血容量，故曰浮涩相搏，大便则硬，其脾为约，消化系统的功能因胃肠功能亢进、血容量下降而受到制约，为里虚也，与临床慢性便秘类似，不可再用承气汤类急攻下，当给与麻子仁丸缓下。

麻子仁丸的用药思考：麻子仁、杏仁补充津液，可增加胃肠管壁的油脂，以滋润胃肠道；芍药有解痉作用，可制约胃肠平滑肌的过度亢进，可促进局部血流；大黄、厚朴、枳实泻胃热通大便，用丸剂功效缓和专一，防止大下后津液的损耗。

【原文】太阳病三日，发汗不解，蒸蒸发热者，属胃也。调胃承气汤主之。（248）

【病理生理】太阳病三日，发汗解表没有作用，说明病情有了进一步的发展。"蒸蒸发热者"，因发汗使体液流失，影响了散热机制，机体被动性体温升高，体温升高增强机体的生物化学反应，使基础代谢率显著增加，故而蒸蒸发热。

蒸蒸发热又使体液消耗显著增加，造成水、电解质代谢紊乱，当属阳明中风证，给与调胃承气汤治疗最佳，不但泄热以降低机体代谢率，还可帮助机体调节水、电解质的代谢平衡。

【原文】伤寒吐后，腹胀满者，与调胃承气汤。(249)

【病理生理】伤寒吐后，损耗了消化液及体液，直接造成水、电解质代谢紊乱，导致胃肠平滑肌轻度麻痹，造成胃肠排空障碍，肠内压因而增高，就会出现腹胀满。可酌情给与调胃承气汤治疗。若大便因此燥结堵塞肠道，则当酌情给与小承气汤或大承气汤治疗。

【原文】太阳病，若吐、若下、若发汗后，微烦，小便数，大便因硬者，与小承气汤和之愈。(250)

【病理生理】太阳病，若用了吐法、下法或汗法后，损耗了津液，出现烦躁、小便数的情况，大便因而硬，且伴有阳明中风证，可酌情给与小承气汤攻下，大便通胃气和，则愈。

【原文】得病二三日，脉弱，无太阳柴胡证，烦躁心下硬，至四五日，虽能食，以小承气汤，少少与微和之，令小安。至六日，与承气汤一升。若不大便六七日，小便少者，虽不受食，但初头硬，后必溏，未定成硬，攻之必溏，须小便利，屎定硬，乃可攻之，宜大承气汤。(251)

【病理生理】得病二三日，脉弱，说明病情有了进一步的发展，无太阳表证，也无少阳柴胡证，若烦躁，心下硬，能食，不大便者，为阳明中风证，也为阳明热燥之证。

为什么心下硬？因为肠内容物堵塞肠道，影响了肠管的血液循环，静脉、淋巴回流受阻导致体腔积液，故而心下硬，当先给与小剂量的小承气汤微通肠道，腹中若有排气，心下硬有所缓解，可再给与剩下的剂量治疗。

若不大便六七日，小便少者，不能食，则为阳明中寒证，也为阳明寒燥之证，若误用了小承气汤，大便必初头硬后溏。因为小便少为机体自身输液及自身输血的方式，津液有所补充，血供有所保障，大便也就不会完全燥结，故而误用攻下的方法必然造成大便初头硬后溏；待到小便利、大便硬时，才可用攻下之法，可酌情给与大承气汤。

那么，阳明中寒证是如何演化成大承气汤证的呢？

若为阳明中寒证，从小便少到小便利，说明脑细胞已然受损，神经-体液调节机制不再有效，类似临床中枢性尿崩症的状态，中枢性尿崩症的临床表现有两方面：

1. 因抗利尿激素分泌不足而引起的多饮多尿、烦渴。

2. 与病因有关的表现，如占位病变引起的头痛等症状。

抗利尿激素分泌不足可导致水的重吸收减少，因而尿崩症会排出大量稀释尿，肾脏排水多于排钠，故大多数病人初期排尿次数增加，尿量增多，之后出现烦渴多饮。一旦出现烦渴多饮，失水大于失钠，寒极化热，就进入阳明中风证的状态，继而谵语潮热，继发麻痹性肠梗阻，可酌情给与大承气汤治疗。

大承气汤与青光眼

【原文】伤寒六七日，目中不了了，睛不和，无表里证，大便难，身微热者，此为实也，急下之，宜大承气汤。(252)

【病理生理】伤寒五六日，病情有了进一步的发展，若出现了水、电解质代谢紊乱，导致眼内房水循环障碍，眼压就会升高。

眼内容物有房水、晶状体、玻璃体，其中对眼压影响最大的是房水。血浆是形成房水的母液，房水中所含的电解质和其他成分，基本上和血液中相同。在一般情况下，房水的产生和排泄是保持着一种动态平衡，即在一定时间内，产生的房水和排出的房水的量是相等的。在房水和虹膜毛细血管之间，也存在水分和电解质的相互交换作用。若血浆晶体渗透压增高，房水渗透压因而受到影响，房水的排出就会减少，就会造成眼内液体增加而导致眼内压力升高，眼压升高会损害视神经，视野变小，最终导致失明，与临床青光眼类似。急性发作时表现为眼胀、视力锐减、眼球坚硬如石等，若伴有大便难，身微热者，则为阳明热燥之实证，当及时用大承气汤泄热通便，以调节水、电解质代谢紊乱。大承气汤类似高渗脱水剂，使眼球内潴留的房水排出以降低眼压。

【原文】阳明病，发热汗多者，急下之，宜大承气汤。(253) 发汗不解，腹满痛者，急下之，宜大承气汤。(254)

【病理生理】阳明病，发热汗多，汗出不解，造成阳明中风证，使大便燥结堵塞肠道，引发肠梗阻。腹满痛者，说明已经影响了肠壁的血液循环，如果不及时疏通肠道，就会由单纯性肠梗阻发展为绞窄性肠梗阻肠道，继而肠道缺血坏死，故当急下之，首选大承气汤。

【原文】腹满不减，减不足言，当下之，宜大承气汤。(255)

【病理生理】阳明中风证，大便燥结堵塞肠道，引发肠梗阻，导致肠内压升高，停止排气排便，持续性腹胀，遍及全腹，与临床低位麻痹性肠梗阻类似，当用下法，首选大承气汤。

【原文】阳明少阳合病，必下利，其脉不负者，为顺也；负者，失也，互

相克贼，名为负也；脉滑而数者，有宿食也，当下之，宜大承气汤。(256)

【病理生理】阳明少阳合病，因为阳明病的津液损耗，机体启动了神经-体液调节机制，继而影响了消化系统功能，若胆汁因此分泌不足，肠道得不到足够的胆汁化脂，就会造成脂肪泻，故必下利。若脉滑而数，是有宿食的表现，胃肠内容物因热而燥结，堵塞了肠道，当下之，酌情给与大承气汤。

【原文】病人无表里证，发热七八日，虽脉浮数者，可下之。假令已下，脉数不解，合热则消谷喜饥，至六七日，不大便者，有瘀血，宜抵当汤。(257)

【病理生理】"病人无表里证"，说明在表无恶寒恶风，在里无大便硬。"发热已七八日"，一方面说明机体处于代谢亢进的状态，一方面说明机体因此会有大量的物质消耗及体液损耗。若发热、多汗、不恶寒、口渴，可用白虎汤清热降温；若蒸蒸发热，影响了机体的水、电解质代谢平衡，脉浮数者，可用调胃承气汤泄热以改善水、电解质代谢紊乱。

如果用了调胃承气汤后，"脉数不解，合热则消谷喜饥，至六七日不大便者"，说明热入血室，影响了肠管血液循环，导致静脉淤血，肠蠕动功能因此下降，使肠内容物停止运行，与临床血运行肠梗阻类似，可用抵当汤治疗。

【原文】若脉数不解，而下不止，必协热便脓血也。(258)

【病理生理】此条接上一条。还有一种情况，脉数（有热）不解，下利不止，说明胃肠道发生了炎性反应，存在渗出性腹泻的可能性。随着消化液的流失，肠道的黏液屏障遭到破坏，肠道黏膜必然受损，可使脓血混入粪便，形成脓血便，临床可见细菌性痢疾、溃疡性结肠炎等。

此条与上一条说明了出现脉数的三种可能性：

1. 与燥有关，影响水、电解质的代谢，涉及脱水，不大便为特征表现，可酌情给与调胃承气汤。

2. 与瘀有关，影响血液循环，涉及静脉淤血，屎虽硬，大便反易，黑便为主。

3. 与热有关，在表影响机体的散热机制，发热、恶热为主，可用白虎汤等治疗；在里涉及炎性反应，引发胃肠道的炎症，渗出性腹泻为主，可酌情给与葛根黄芩黄连汤。若进一步发展为协热便脓血，可酌情给与白头翁汤治疗。

【原文】伤寒发汗已，身目为黄，所以然者，以寒湿在里不解故也，以为不可下也，于寒湿中求之。(259)

【病理生理】伤寒发汗解表后，身目黄，之所以会这样，是因为机体本身存在水、电解质代谢紊乱的情况，或者说寒在里不在表，这种情况下再用汗法损耗体液，只会加重水、电解质的代谢紊乱，引发血浆渗透压的改变，红细胞因此受损，造成溶血性黄疸。

此时不可用下法，根据造成水、电解质代谢紊乱的原因来酌情治疗，寒湿应该是红细胞水肿的状态，为低渗性脱水的表现。

【原文】伤寒七八日，身黄如橘子色，小便不利，腹微满者，茵陈蒿汤主之。(260)

【病理生理】伤寒七八日，因体温持续上升期产热大于散热，机体物质消耗及体液损耗增加，因而启动神经-体液调节机制，交感-肾上腺髓质系统持续兴奋，可使内脏器官肝、胆、胃、肠等血流减少，肝功能因此下降，其摄取、结合非结合胆红素的能力降低，结果导致非结合胆红素在血液中浓度增高而出现黄疸，故身黄如橘子色。胃肠功能因此下降，胃肠内容物排空障碍，故腹微满；因为抗利尿激素的分泌增加，故而小便不利。此与临床肝细胞性黄疸类似。总胆红素和结合与非结合胆红素均增高，为肝细胞性黄疸，皮肤黏膜呈浅黄色或金黄色，与身黄如橘子色雷同。

栀子柏皮汤与溶血性黄疸

【原文】伤寒身黄发热，栀子柏皮汤主之。(261)

栀子柏皮汤方

肥栀子十五个（擘） 甘草一两（炙） 黄柏二两

上三味，以水四升，煮取一升半，去滓，分温再服。

【病理生理】伤寒，处于体温持续上升期，随着物质消耗及体液损耗，血液黏滞度和血流阻力也会增加，当机体的血液黏滞度和血流阻力增大时，必会影响血液循环，血液中老化破损的红细胞形成的非结合胆红素不能及时运送到肝脏进行正常代谢，使非结合胆红素在血中潴留，超过正常水平而出现黄疸，此黄疸为轻度，呈浅柠檬色，急性发作时可有发热、寒战、头痛等，并有不同程度的贫血和血红蛋白尿（尿呈酱油色或茶色），可用栀子柏皮汤治疗。

麻黄连轺赤小豆汤与寒冷性荨麻疹

【原文】伤寒瘀热在里，身必黄，麻黄连轺赤小豆汤主之。(262)

麻黄连轺赤小豆汤方

麻黄二两（去节） 连轺二两（连翘根也） 杏仁四十个（去皮尖） 赤小

豆一升　大枣十二枚（擘）　生梓白皮一升（切）　生姜二两（切）　甘草二两（炙）

上八味，以潦水一斗，先煮麻黄再沸，去上沫，内诸药，煮取三升，去滓，分温三服，半日服尽。

【病理生理】伤寒，瘀热在里，身必发黄，其发病原因与临床寒冷性荨麻疹类似。皮肤受到寒冷刺激后，导致肥大细胞活化，从而引起皮肤黏膜下小血管扩张和通透性增加、血浆渗出较多而致局限性水肿，形成瘙痒性风团或血管性水肿，部分患者会出现全身反应，若因此影响了正常的血液循环，导致胆红素的运输受阻，必会出现黄疸。

体内的胆红素大部分来自衰老红细胞裂解而释放出的血红蛋白，包括间接胆红素和直接胆红素，间接胆红素通过血液循环运至肝脏，通过肝细胞的作用，生成直接胆红素，直接胆红素是一种水溶性的物质，可以通过肾小球滤过膜，从尿液中排出。

皮肤黏膜下小血管若因寒冷刺激而持续扩张，势必影响静脉、组织液及淋巴回流，导致血液循环不畅，胆红素的运输因此受阻，故身必发黄，当用麻黄连轺赤小豆汤治疗。

麻黄连轺赤小豆汤的用药思考：麻黄、杏仁重在散寒解表，连轺重在降低毛细血管的通透性以抗过敏，赤小豆重在促进血液中水分的新陈代谢以利尿消肿，生梓白皮重在除黄解毒清热，生姜、大枣、炙甘草重在补充能量。

少阳病与应激反应

辨少阳病脉证并治

【原文】少阳之为病，口苦咽干目眩也。(263)

【病理生理】这一条描述了少阳病的基本病理生理过程及临床表现，与机体的神经内分泌调节机制有关，为机体抗损伤过程中的应激反应。

应激反应是一个动态的连续过程，适度的应激可快速启动防御机制及动员储备，增强机体抗损伤能力；强烈或持久的应激反应因为高耗能的状态可造成代谢紊乱，导致器官功能障碍，反而加重机体损伤的程度。口苦、咽干、目眩，便是应激反应中神经内分泌调节过程中出现的器官功能障碍的投射。

应激反应中，在神经内分泌的调节过程中，消化道血管平滑肌及括约肌处于收缩状态，不但影响消化功能，还易导致胆汁淤滞、反流或胃液反流，口苦就是其中的一个表现；应激反应中，唾液腺分泌减少，唾液少而黏稠，故感到咽干；应激反应中，若瞳孔持续散大，会直接影响瞳孔的调节能力，导致视力模糊下降，故目眩也。

此条文说明了三个问题：

1. 病位在半表半里，口、目、咽均属机体半表半里的范畴，涉及感觉器官的功能障碍。

2. 机体处于损伤与抗损伤的应激反应中，涉及炎性反应。

3. 机体的神经内分泌调节机制尚强，若持续作用会引起相关器官功能障碍。

小柴胡汤与上呼吸道感染

【原文】少阳中风，两耳无所闻，目赤，胸中满而烦者，不可吐下，吐下则悸而惊。(264)

【病理生理】少阳中风，为机体应激过程中的血管防御反应，是机体的一种抗损伤反应。应激反应有利于提高心排血量，增加肺泡通气量，保证心、脑和骨骼肌的血液供应，因而有十分重要的防御代偿意义。

外感受器是位于皮肤和体表的各类感受器，分布在皮肤、黏膜、视器和听器等处，接受来自外界环境的刺激，如触、压、痛、温度、光、声等物理刺激和化学刺激，经换能作用转变为感觉神经冲动，由传入通路至相应的感觉中枢，产生不同的感觉。

在应激反应中，如果体表外周血流持续减少，其防御机制就会相对薄弱。当机体受到过强的外界刺激时，外感受器最先反应，启动以抗损伤为主的血管防御反应，也就是早期的炎症反应，局部组织血管平滑肌由收缩变为舒张，血流由快变慢，渗出增加，不但能使表面组织得到较多的氧、营养物质和守卫物质，其渗出液还能稀释毒素、中和毒素并带走毒素。

但过强的炎症反应，也会造成相关器官功能障碍，比如耳内的渗出物会引起分泌性中耳炎，分泌性中耳炎是以中耳积液及听力下降为特征的渗出性中耳炎；比如眼部分泌物增多，眼睛充血、发红，易引发红眼病，也就是急性卡他性结膜炎；比如鼻腔分泌物增多，鼻腔黏膜充血或者水肿，患者经常会出现鼻塞，流清水涕，鼻痒，喉部不适，咳嗽等症状。

应激反应中，由于肺泡通气量及肺血流量的持续增加，液体渗出相对增多，胸腔负压相对增大，可影响肺的通气、换气功能，故胸中满而烦。

综合分析，少阳中风，两耳无所闻，目赤，胸中满而烦者，与临床急性上呼吸道感染类似。急性上呼吸道感染简称上感，又称感冒，是包括鼻腔、咽或喉部急性炎症的总称。广义的上感不是一个疾病诊断，而是一组疾病，包括普通感冒、病毒性咽炎、喉炎、疱疹性咽峡炎、咽结膜热、细菌性咽-扁桃体炎。狭义的上感又称普通感冒，是最常见的急性呼吸道感染性疾病，全年皆可发病，冬春季较多。各种导致全身或呼吸道局部防御功能降低的原因，如受凉、淋雨、气候突变、过度疲劳等可使原已存在于上呼吸道的或从外界侵入的病毒或细菌迅速繁殖，从而诱发本病。

上呼吸道感染可并发咽鼓管炎，咽鼓管是连接鼻咽腔和中耳腔的一个管道，其主要生理功能是：

1. 保持中耳内外压力平衡。

2. 引流作用，鼓室和咽鼓管产生的分泌物，可通过咽鼓管不断向鼻咽部排出。

3. 防声作用，关闭状态下的咽鼓管能阻挡说话和呼吸的声音直接传入鼓室，防止逆行感染的保护作用，能够阻止鼻咽部的液体、异物，以及细菌、病毒等感染物进入鼓室腔。

通常以上功能得以维持保护中耳腔的正常生理功能。上呼吸道感染后引起的充血、水肿造成咽鼓管堵塞，从而导致中耳腔内的气体吸收，形成负压，影响中耳腔的正常生理功能，导致耳闷、耳堵、听力下降等症状，故而两耳无所闻。上呼吸道感染可并发结膜炎，导致咽结膜热，临床主要表现为发热、咽炎、结膜炎三大症状，自觉流泪、眼红和咽痛，常伴有耳前淋巴结肿大和压痛。

很显然，上呼吸道感染既不是病在表的太阳病，也不是病在里的阳明病，而是病在表里之间的少阳病，故其治疗既不适合汗法，也不适合吐下之法。在机体以血管防御为主的应激反应的过程中，血管外的渗出液相对增加，血容量相对减少，若再用吐法或下法，进一步损耗津液，导致有效循环血量减少，机体就会进入应激反应的耗竭期，除了对中枢效应产生影响外（惊恐、焦虑、抑郁等），外周效应也更为明显，易导致心肌缺血，故曰"不可吐下，吐下则悸而惊"。当酌情给与柴胡剂治疗。

【原文】伤寒，脉弦细，头痛发热者，属少阳。少阳不可发汗，发汗则谵语，此属胃。胃和则愈；胃不和，烦而悸。(265)

【病理生理】伤寒，说明病从外来，处于体温上升期，交感神经和运动神经相对兴奋；脉弦细，说明机体处于应激状态中；头痛发热，伴有上呼吸道感染者，当属少阳病。

少阳病不可发汗，发汗反而增加体液的消耗，导致水、电解质代谢紊乱，继发阳明证，故发汗则谵语，此属阳明胃家实也。若津液自行恢复，胃肠功能正常则病愈，故曰"胃和则愈"；若津液没有及时得到补充，不但胃肠功能受到影响，有效循环血量也会因此减少，则"烦而悸"。

【原文】本太阳病不解，转入少阳者，胁下硬满，干呕不能食，往来寒热，尚未吐下，脉沉紧者，与小柴胡汤。(266)

【病理生理】"本太阳病不解，转入少阳者"，说明病情有了进一步发展，机体因此启动了应激反应，"胁下硬满，干呕不能食，往来寒热"，与临床胆囊炎类似（可参考109条）。

尚未经吐下之法，脉沉紧，说明机体没有明显的津液损耗，没有水、电解质的代谢紊乱，仅为胆囊的充血水肿，可先给与小柴胡汤解热消炎，若服用后，出现呕不止，心下急，说明胆道还有堵塞，可用大柴胡汤治疗。

【原文】若已吐、下、发汗、温针，谵语，柴胡汤证罢，此为坏病。知犯何逆，以法治之。(267)

【病理生理】如果用了汗、吐、下法及温针，出现了谵语，说明机体体液耗竭，进入了水、电解质代谢紊乱的状态，即使出现了少阳病的相关临床表现，也已经不是柴胡剂治疗的范畴了，此为难治之病，可根据实际临床表现，采用相关的治疗方法。

【原文】三阳合病，脉浮大，上关上，但欲眠睡，目合则汗。（268）

【病理生理】太阳、阳明、少阳合病，机体在体温调节的过程中，若交感神经持续兴奋，不但能量消耗增加，还会造成内分泌紊乱，使机体进入高代谢的状态，脉当浮大。"但欲眠睡，目合则汗"，即刚闭上眼睛时汗液就大量涌出，汗出后患者可能惊醒，入睡后会再次出很多汗，同时伴有烘热，手心、脚心的烦热，头晕、消瘦等症状，为神经内分泌功能失调的表现，类似临床甲亢症。

甲亢就是以高代谢为特征的疾病，表现为怕热、多汗、手抖、心慌、失眠、体重明显下降、情绪不稳定、自主神经功能紊乱、女性月经紊乱、男性性欲减退等。

【原文】伤寒六七日，无大热，其人躁烦者，此为阳去入阴故也。（269）

【病理生理】伤寒六七日，病情有了进一步的发展，"无大热，其人躁烦者，此为阳去入阴故也"，说明从太阳病直接发展为少阴病，少阴病为组织器官缺血缺氧的状态，躁烦为休克早期的表现。

【原文】伤寒三日，三阳为尽，三阴当受邪，其人反能食而不呕，此为三阴不受邪也。（270）

【病理生理】太阳伤寒一个阶段后，如果逐步启动太阳、阳明、少阳防御机制，机体的抗损伤步骤使组织器官的形态结构受损，可以进展为三阴证（太阴、少阴、厥阴）。若其人胃口好且不呕，说明机体的防御能力尚强，组织器官的功能及形态结构均未受损，便不会发展为三阴证，故曰"此为三阴不受邪也"。

【原文】伤寒三日，少阳脉小者，欲已也。（271）

【病理生理】伤寒三日，太阳病波及少阳（神经内分泌调节），但少阳脉没有随之变大（没有过度反应），说明外来致病因素的力量减弱，机体抗损伤的能力增强，病将痊愈。

【原文】少阳病，欲解时，从寅至辰上。（272）

【病理生理】此条从"人与天地相应"的观点，指出少阳病证与时间的关系。字面理解，寅时，即 3～5 时；卯时，即 5～7 时；辰时，即 7～9 时。从凌晨 3 时至上午 9 时是少阳病证的变化时段。

太阴病与缺氧缺血

辨太阴病脉证并治

【原文】太阴之为病，腹满而吐，食不下，自利益甚，时腹自痛。若下之，必胸下结硬。(273)

【病理生理】本条描述了太阴病的基本病理生理过程和主要临床表现及治疗禁忌，涉及有效循环血量的减少，部分组织器官本身的功能障碍及形态结构的改变，其中消化系统功能及形态结构的改变尤为明显。

太阴病，为有效循环血量减少、部分组织器官血液灌流量减少的状态，消化系统最先反应（腹腔内脏器官血流减少最明显），主要表现为胃肠动力障碍及吸收不良。

因胃肠血流减少导致胃肠缺血缺氧，使胃肠道运动功能发生障碍，胃肠消化不良、胃肠蠕动减慢，表现为腹胀满、呕吐、食不下等。因胃肠的缺血缺氧导致胃肠黏膜吸收面积的功能结构受损，造成胃肠吸收不良，使多种营养物质未能充分消化或不能顺利地通过肠壁吸收入血，以致营养物质从粪便中排出，引起相应营养物质缺乏的现象，表现为腹泻下利等。因胃肠黏膜的功能结构受损导致胃肠道屏障功能障碍，引发胃肠黏膜的炎性反应、糜烂、溃疡等，表现为时腹自痛等。

若因胃肠消化吸收不良而误用下法，体液被损耗，血容量进一步减少，有效循环血量持续下降，机体为了自保，就会启动神经-体液调节机制，加快心率，激活肾素-血管紧张素-醛固酮系统，通过自身输液的方式以增加血容量，以保证重要组织器官心脑的灌注量，但心率过快及水钠潴留反而加重心脏前负荷，可继发心源性水肿。

心源性水肿可呈现全身性或局限性水肿，特点为：水肿逐渐形成，首先表现为尿量减少，肢体沉重，体重增加，然后逐渐出现下肢及全身水肿。水肿先从身体的下垂部位开始，逐渐发展为全身性水肿。伴有右心衰竭和静脉压升高的其他症状和体征，如心悸、气喘、颈静脉怒张、肝大，甚至胸腔积液、腹水等。故曰"若下之，必胸下结硬"。

此条文说明了四个问题：

1. 机体的有效循环血量已经下降，部分组织器官的灌流量已呈现不足。

2. 腹腔内脏器官功能及形态结构已然受损，消化系统表现尤为明显。

3. 机体自身的代偿机制仍然发挥作用。

4. 太阴病禁止用攻下的方法治疗。

【原文】太阴中风，四肢烦疼，阳微阴涩而长者，为欲愈。(274)

【病理生理】太阴病为有效循环血量开始减少的状态，在里胃肠血流减少最明显，在表外周血流减少最明显。太阴病若感受风寒，外周血流减少则更明显，若骨骼肌的血供因此减少，其正常功能受到抑制，会直接影响四肢肌肉关节的正常活动，导致静脉及淋巴回流障碍等，故而四肢烦疼。"阳微阴涩而长"，说明血供开始恢复，外来致病因素开始衰退，机体很快会痊愈。

【原文】太阴病，欲解时，从亥至丑上。(275)

【病理生理】此条从"人与天地相应"的观点，指出太阴病证与时间的关系。字面理解，亥时，即 21～23 时；子时，即 23～1 时；丑时，即 1～3 时。即从 21 时至次日凌晨 3 时是太阴病证的变化时段。

【原文】太阴病，脉浮者，可发汗，宜桂枝汤。(276)

【病理生理】太阴病，脉若浮，即有病在表的征象，有外周血液循环不畅，可用汗法，用桂枝汤促进外周血液循环。

四逆辈与腹腔内脏组织器官的血液灌流量

【原文】自利不渴者，属太阴，以其脏有寒故也，当温之，宜服四逆辈。(277)

【病理生理】太阴病，主要表现为胃肠动力障碍及吸收不良，呕吐或腹泻可直接降低血容量，机体为了增加血容量，启动神经-体液调节机制，激活肾素-血管紧张素-醛固酮系统，通过减少水钠的排出，血容量代偿性增加，故而"自利不渴"。腹腔内脏组织器官血液灌流量相对减少为脏有寒的状态。同时，自利不渴也说明机体在太阴病阶段尚有代偿能力，神经-体液调节尚能发挥作用。

太阴病当用温里之法，以提高腹腔内脏组织器官的血液灌流量，所有治疗四肢厥逆、下利的汤方均有温里的作用，如附子理中汤、桂枝人参汤、四逆汤等。

【原文】伤寒脉浮而缓，手足温者，系在太阴，太阴当发身黄，若小便自

利者，不能发黄，至七八日，虽暴烦下利，日十余行，必自止，以脾家实，腐秽当去故也。（278）

【病理生理】太阳伤寒，脉当浮紧，机体处于体温上升期，通过外周血管收缩及骨骼肌战栗以产热。在这个过程中，体表血流减少，肌肉对氧的需求量大幅增加，代谢产物如乳酸等增多，随着局部的代谢产物增多，外周血管开始扩张，血浆外渗，可继发微循环淤血性水肿，严重影响回心血量及有效循环血量，造成腹腔内脏组织器官血液灌注量减少，故曰手足自温者，为病人太阴。

微循环的血液淤滞可导致组织器官的灌流量下降，也可导致微血管性溶血性贫血，可继发溶血性黄疸，故曰"太阴当发身黄"。若小便自利，说明机体尚有代偿能力，神经-体液调节机制尚强，可通过抑制抗利尿激素的分泌维持水、电解质代谢平衡，防止血浆外渗稀释细胞外液。若细胞外液因此处于低渗状态，红细胞就会肿胀破裂而引发溶血性黄疸，故"小便自利者，不能发黄"。机体的代偿机制持续一段时间后，随着血容量的增加，组织器官的血供得到保障，胃肠血流增加，其消化吸收功能得到改善，该消化的消化，该吸收的吸收，该排空的排空，故曰"至七八日，虽暴烦下利日十余行，必自止，以脾家实，腐秽当去故也"。

这一条也同时说明，太阴病时不但自身代偿机制尚强，而且没有失代偿，还可以痊愈。

桂枝加芍药汤、桂枝加大黄汤与胃肠排空障碍

【原文】本太阳病，医反下之，因尔腹满时痛者，属太阴也，桂枝加芍药汤主之。大实痛者，桂枝加大黄汤主之。（279）

桂枝加芍药汤方

桂枝三两（去皮）　芍药六两　甘草二两（炙）　大枣十二枚（擘）　生姜三两（切）

上五味，以水七升，煮取三升，去滓，温分三服。本云桂枝汤，今加芍药。

桂枝加大黄汤方

桂枝三两（去皮）　芍药六两　甘草二两（炙）　大枣十二枚（擘）　生姜三两（切）　大黄二两

上六味，以水七升，煮取三升，去滓，温服一升，日三服。

【病理生理】本为太阳病，当发汗解表，医者反用了寒凉泻下之法，胃肠

黏膜因寒而血流减少，胃肠血管平滑肌因寒而痉挛，外来致病因素因泻下之法而入里，胃肠功能受到影响，表现为腹胀腹痛者，可发展为太阴病，当用桂枝加芍药汤以解痉散寒祛邪。

若胃肠血管平滑肌痉挛，导致胃肠排空障碍，肠道内容物因而停滞，腹胀满胀痛不止，当用桂枝加大黄汤治疗。

【原文】太阴为病，脉弱，其人续自便利，设当行大黄芍药者，宜减之，以其人胃气弱，易动故也。(280)

【病理生理】太阴病，脉弱，胃肠血液灌流量低，处于胃肠动力障碍及吸收不良的状态，其人可有便秘，也可有腹泻，此时当慎用大黄、芍药等促进下利的药。

少阴病与休克

辨少阴病脉证并治

【原文】少阴之为病，脉微细，但欲寐也。(281)

【病理生理】本条描述了少阴病的基本病理生理过程和主要临床表现，在有效循环血量减少的基础上，涉及微循环的缺血缺氧，涉及全身组织器官灌流量不足，为重要生命器官和组织细胞发生功能、代谢障碍及结构损害的全身性病理过程。

"少阴之为病，脉微细"，"微"为机体动力不足或者说代偿能力不足的表现，"细"则为微循环缺血缺氧的状态，"但欲寐"（精神不济、乏力、嗜睡或失眠等），为组织器官血液灌流量不足的状态，除了腹腔内脏器官的血液灌注不足，其重要器官心、脑血液灌流量也已经呈现不足征象。

本条文说明了两个问题：

1. 机体各组织器官均处于缺血缺氧的状态。

2. 机体即将进入失代偿状态。

【原文】少阴病，欲吐不吐心烦，但欲寐，五六日自利而渴者，属少阴也。虚故引水自救。若小便色白者，少阴病形悉具，小便白者，以下焦虚有寒，不能制水，故令色白也。(282)

【病理生理】少阴病，为组织器官血液灌流量长期不足的状态，除了消化系统功能受到影响外，神经系统、呼吸系统、循环系统、泌尿系统功能均会受到影响。"欲吐不吐、心烦、但欲寐"，说明机体自身仍有调节能力，处于不完全失代偿状态，比如长期缺血缺氧可引起组织毛细血管增生，特别是心脏和脑最显著，这便是烦躁或心烦、但欲寐的由来。

组织毛细血管增生的代偿意义：缩短了氧从血管向组织细胞弥散的距离，可缓解缺血缺氧。但这种状态持续一段时间后，会出现自利而渴，自利为胃肠功能部分失代偿的表现，口渴为机体的神经-体液调节机制尚能发挥作用，口渴中枢仍然作用，机体这种不完全失代偿状态，属少阴病的范畴。自利造成体液大量丢失，有效循环血量显著下降，位于下丘脑视上核容量感受器就会刺激口渴中枢，通过口渴来主动饮水，以补充血容量，故曰"虚故引水自救"。

如何鉴别是否到了少阴病的状态？看小便，主要是看尿渗透压。尿渗透压可直接反映肾脏的浓缩稀释功能。通过尿渗透压的检查，可发现机体中潜在的疾病。如尿液渗透压低，可能存在抗利尿激素代谢的问题，会不自主多喝水，导致尿液稀释，尿崩症就是一个典型的例子，也可能由于肾功能不全。

正常肾脏可通过尿液排出身体中的代谢终产物、毒素等，但肾功能不全的患者，肾脏排泄毒素的功能受到损害，排泄能力下降，毒物蓄积在体内，不能够随尿液排出，此时尿液的渗透压或比重亦会处在一个相对比较低的状态。小便色白，当为尿渗透压低、尿比重低的状态，涉及组织器官的功能、代谢障碍及结构损害，故曰"小便色白者，少阴病形悉具"。因为肾脏的血液灌注量不足，造成肾脏的功能、代谢障碍及结构损害，影响了肾脏的浓缩功能，导致低渗尿，临床表现为尿量多、次数也多，或尿量不多、但次数多，夜尿增多最为明显，故曰"以下焦虚有寒，不能制水，故令色白也"。

尿液的稀释和浓缩，取决于充足的血容量，肾小球要有充足的血液灌注；还取决于肾脏的结构功能完整，本身没有疾病状态；也与内分泌有关，取决于醛固酮、抗利尿激素分泌机制正常等。对处于组织器官灌流量不足、自身代偿机制不能完全发挥作用的少阴病而言，极易导致肾衰竭或肾病综合征的发生。

【原文】病人脉阴阳俱紧，反汗出者，亡阳也，此属少阴，法当咽痛而复吐利。(283)

【病理生理】"病人脉阴阳俱紧"，此时应该无汗，但是反而有汗出，说明机体的自身调节机制失去了作用，机体处于不完全失代偿状态中，故曰"亡阳也，此属少阴病"。

少阴病表现为组织器官的缺血缺氧，当心肌处于缺血状态时，首先会出现咽喉痛，临床上有以咽喉疼痛为首发症状的急性心肌梗死的病例，本身存在心功能不全的患者，出现咽喉痛，如找不到明确原因，就要警惕心肌梗死的发生。这是因为咽喉和心脏的神经受到同一节段脊神经的支配，当心肌缺血时，产生的乳酸、丙酮酸、磷酸等酸性物质及多肽类物质，会刺激神经产生疼痛，并扩散至咽部的迷走神经，诱发咽喉疼痛症状。同时，由于心肌的缺血影响了心排血量，导致其他组织器官功能障碍，胃肠道的消化吸收功能最先受到影响，或呕吐或下利，故曰"法当咽痛而复吐利"。

【原文】少阴病，咳而下利谵语者，被火气劫故也，小便必难，以强责少阴汗也。(284)

【病理生理】少阴病，若强用温热解表的方法发汗，会进一步降低血容量，减少组织器官的灌流量，肺血流因此减少，必会加重肺组织的缺血缺氧，导致肺动脉高压、肺水肿等，诱发肺源性心脏病。再加上腹腔内脏组织器官血流减少，造成胃肠消化吸收功能障碍，就会发生咳而下利。

同时，强用温热解表的方法发汗，还会损耗体液，使机体处于脱水加缺血状态，重要器官脑组织必会受到影响，导致中枢神经系统功能障碍，就会出现谵语等症；当机体处于脱水加缺血状态时，就会启动自身体液调节机制，通过抑制小便来达到自身输液的方式，故曰小便必难，这也说明机体还未进入完全失代偿阶段。

【原文】少阴病，脉细沉数，病为在里，不可发汗。(285)

【病理生理】少阴病，机体处于缺血缺氧状态中，若出现了手脚凉、出冷汗、心率快、脉沉、脉细数、烦躁等，为休克前期状态，为病在里，不可发汗。

【原文】少阴病，脉微，不可发汗，亡阳故也；阳已虚，尺脉弱涩者，复不可下之。(286)

【病理生理】少阴病，脉微、尺脉弱涩者，说明组织器官因缺血缺氧而动力不足，不可发汗，也不可用下法。

【原文】少阴病，脉紧，至七八日，自下利，脉暴微，手足反温，脉紧反去者，为欲解也，虽烦下利，必自愈。(287)

【病理生理】少阴病脉紧，为机体的代偿机制发挥作用的状态，或者说与疾病抗争的状态。一个阶段后，脉紧变化为脉微，手足反温，说明机体的微循环得到了改善，组织器官即将获得足够的氧气和营养物质，其功能即将恢复，虽然仍有心烦下利，但必自愈。

所以对于少阴病的发展转归而言，脉象的变化由紧变微、手足的温度由凉变温，至关重要，意味着即将痊愈。

【原文】少阴病，下利，若利自止，恶寒而蜷卧，手足温者，可治。(288)

【病理生理】此条说明机体尚有自身调节能力，尚能改善微循环缺血缺氧的情况，故可治。

【原文】少阴病，恶寒而蜷，时自烦，欲去衣被者，可治。(289)

【病理生理】少阴病，恶寒而蜷，时自烦，感觉热不想盖被子，说明机体尚有自身调节能力，代偿机制仍然发挥作用，故可治。

【原文】少阴中风，脉阳微阴浮者，为欲愈。(290)

【病理生理】少阴中风，外来致病因素直中少阴，脉阳微阴浮，说明外来致病因素的力量已然薄弱，机体内部的血容量充足，血液循环畅通，机体仍有较强的自身调节机制，故而即将痊愈。

【原文】少阴病，欲解时，从子至寅上。(291)

【病理生理】本条从"人与天地相应"观点，指出少阴病证与时间的关系。字面理解，子时，即23～1时；丑时，即1～3时；寅时，即3～5时。即从23时至次日5时是少阴病证的变化时段。

【原文】少阴病，吐利，手足不逆冷，反发热者，不死；脉不至者，灸少阴七壮。(292)

【病理生理】少阴病，呕吐下利，手足不凉，反发热，说明机体的自身调节机制仍然发挥作用，处于代偿状态，故仍可治疗。脉仍微弱者，可用灸法。有学者认为，当温灸关元穴。

【原文】少阴病八九日，一身手足尽热者，以热在膀胱，必便血也。(293)

【病理生理】少阴病，一个阶段后，组织器官长期缺血缺氧造成组织中氧分压下降，二氧化碳、乳酸等代谢产物增多，血浆中氢离子浓度增高（酸中毒），均可使血管平滑肌对儿茶酚胺的反应性降低，微动脉由收缩变为舒张（一身手足尽热），微静脉仍然保持一定收缩，血液就会淤滞在微循环，导致静脉回流受阻，若因此造成盆腔静脉淤血（热入膀胱），必会导致淤血性出血（必便血也）。

【原文】少阴病，但厥无汗，而强发之，必动其血，未知从何道出，或从口鼻，或从目出者，是名下厥上竭，为难治。(294)

【病理生理】少阴病，微循环处于缺血缺氧的状态中，外周血管收缩，四肢冰冷，故"但厥无汗"，此时若强用汗法发汗，使外周血管由收缩变为舒张，易导致微循环血液淤滞，继而引起淤血性出血，或口鼻出血，或眼底出血，类似临床休克进展期，也就是微循环淤血性缺氧期，为难治。

【原文】少阴病，恶寒身蜷而利，手足逆冷者，不治。(295)

少阴病，吐利，躁烦四逆者，死。(296)

少阴病，下利止，而头眩时时自冒者，死。(297)

少阴病，四逆恶寒而身蜷，脉不至，不烦而躁者死。(298)

少阴病，六七日，息高者死。(299)

少阴病，脉微细沉，但欲卧，汗出不烦，自欲吐，至五六日自利，复烦躁不得卧寐者死。(300)

【病理生理】以上六条描述了少阴病可从不完全失代偿状态发展为完全失代偿状态的临床表现。若组织细胞长期处于缺血缺氧状态，就会造成酸碱平衡紊乱、水电解质代谢紊乱、休克及多个系统功能障碍，使机体进入恶病质状态，继而失代偿，就会导致死亡。

麻黄细辛附子汤与急性支气管炎

【原文】少阴病，始得之，反发热，脉沉者，麻黄细辛附子汤主之。(301)

麻黄细辛附子汤方

麻黄二两（去节） 细辛二两 附子一枚（炮，去皮，破八片）

上三味，以水一斗，先煮麻黄，减二升，去上沫，内诸药，煮取三升，去滓，温服一升，日三服。

【病理生理】少阴病，机体处于微循环障碍及组织器官缺血缺氧的状态，机体的体温调节能力非常弱，没有足够的力量产热，当脉沉、无发热。

"反发热，脉沉"，说明机体初得少阴病，外感风寒时，脑组织还未缺血缺氧，中枢神经系统尚能作用，体温调节机制尚能代偿，交感神经及运动神经仍然可以兴奋以产热，故反发热。

若机体处于缺血缺氧状态（少阴病），尚有代偿能力，血氧分压下降小于60mmHg，就会刺激外周化学感受器颈动脉体和主动脉弓，反射性兴奋呼吸中枢以增加肺通气量，使呼吸加深加快，提高心排血量及肺血流量，以改善组织器官的缺血缺氧。若此时外感风寒，肺血管因此收缩，不但减少肺血流，还易造成气道狭窄，影响肺泡清除水的能力，导致肺通气功能障碍，可诱发急性支气管炎等。此种情况下，如果发热、脉沉可给与麻黄细辛附子汤治疗。

急性支气管炎发病初期常常表现为上呼吸道感染症状，患者通常有鼻塞、流清涕、咽痛和声音嘶哑等临床表现。而全身症状较为轻微，但可出现低热、畏寒、周身乏力，自觉咽喉部发痒，并有刺激性咳嗽及胸骨后疼痛。早期痰量不多，但痰液不易咳出，2～3日后痰液可由黏液性转为黏液脓性。受凉、吸入冷空气或刺激性气体可使咳嗽加剧或诱发咳嗽，晨起时或夜间咳嗽常较显著。咳嗽也可为阵发性，有时呈持久性咳嗽。咳嗽剧烈时常常伴有恶心、呕吐及胸部、腹部肌肉疼痛。如伴有支气管痉挛，可有哮鸣和气急。一般而言，急性支气管炎的病程有一定的自限性，全身症状可在 4～5 天内消退，但咳嗽有时可延长数周。查体有时可发现干性啰音，咳嗽后消失；肺底部偶可听到湿性啰音，伴有支气管痉挛时，可听到哮鸣音。通常白细胞计数正常，胸部 X 线片检查无异常。

麻黄附子细辛汤的用药思考：炮附子、麻黄合用可宣肺，可增加肺血流，可提高肺泡清除水的能力，可增强机体的体温调节能力，驱除外来致病因素；细辛，可疏通、扩张呼吸管道，可改善气道狭窄，可提高肺泡通气量。

麻黄附子甘草汤与代偿性肺气肿

【原文】少阴病，得之二三日，麻黄附子甘草汤微发汗。以二三日无证，故微发汗也。（302）

麻黄附子甘草汤方

麻黄二两（去节） 甘草二两（炙） 附子一枚（炮，去皮，破八片）

上三味，以水七升，先煮麻黄一二沸，去上沫，内诸药，煮取三升，去滓，温服一升，日三服。

【病理生理】本条接上一条。少阴病，肺血管收缩、气道狭窄、肺泡清除水的能力下降一个阶段后，可造成肺动脉高压，可使肺部终末细支气管出现异常持久的扩张，可导致细支气管的形态结构受损，若此时再用细辛扩张支气管等呼吸管道，恐会破坏肺泡壁和细支气管。这种情况下，可给与麻黄附子甘草汤治疗。

麻黄附子甘草汤能够治疗代偿性肺气肿。肺气肿是指终末细支气管远端的气道弹性减退，过度膨胀、充气和肺容积增大或同时伴有气道壁破坏的病理状态。肺气肿是由慢性支气管炎引起的，过程比较缓慢。在终年不愈的情况下出现咳嗽、咳痰，多在冬季发病，或在伤风感冒时症状明显。患者咳痰量不多，痰多呈黏性，不易咳出，症状反反复复，与慢性支气管炎的症状相似，但有时伴有呼吸困难，呼吸不畅，有时出现喘息，症状时轻时重。早期呼吸困难症状并不明显，但随着病情加重，病理损害的加深，则会出现呼吸困难，同时也可出现心脏方面损害的症状。

麻黄附子甘草汤的用药思想：之所以去细辛加炙甘草，是因为炙甘草可以防止麻黄、炮附子对肺泡壁和细支气管的损伤，可以制约支气管平滑肌的痉挛收缩，还可以提高机体的免疫功能。

黄连阿胶汤与高排出量心力衰竭

【原文】少阴病，得之二三日以上，心中烦，不得卧，黄连阿胶汤主之。（303）

黄连阿胶汤方

黄连四两　黄芩二两　芍药二两　鸡子黄二枚　阿胶三两（一云三挺）

上五味，以水六升，先煮三物，取二升，去滓，内胶烊尽，小冷，内鸡子黄，搅令相得，温服七合，日三服。

【病理生理】少阴病，若心肌细胞处于缺血缺氧的状态，必然影响心脏的泵血功能，导致心排血量下降。当心输出量开始下降时，机体就会动用心力储备，激活神经-体液调节机制，增加心排血量以适应机体代谢的需要。这种有充分时间动员代偿机制的心功能不全，通常没有明显临床症状，只有在疾病后期机体代偿能力丧失时，心衰的表现才逐渐明显。

激活神经-体液调节机制有利的一面：维持动脉血压，心排血量增加，组织灌注量增加；不利的一面：长期过度血容量增加，可加重心脏前负荷，使心脏由功能不全发展为心力衰竭。心功能不全是包括心脏泵血功能受损之后，由完全代偿到部分代偿再到失代偿的全过程，而心力衰竭是指心功能不全之后的失代偿阶段。

"少阴病，得之二三日以上"，说明机体动员代偿机制有一段时间，若持续处于高代谢水平，心排血量及周围循环血液灌流量持续增加，就会进入高动力循环状态，继而增大心脏前负荷（容量负荷），继发离心性肥大等。"心中烦，不得卧"，一方面提示神经-体液调节机制仍然作用，机体仍有能力代偿，故而心中烦；另一方面说明机体的心脏容量负荷已然增大，因为平卧位会增加回心血量，使心脏过度充盈，让原本心脏容量负荷增大的状态加重，所以不得卧。这也提示患者存在右心腔扩大等心肌本身的病变，也存在高排出量心力衰竭的风险，即将进入失代偿期。

所谓高排量性心力衰竭，心排血量绝对高于正常，如甲亢、严重贫血、维生素 B_1 缺乏等，主要原因是高动力循环状态，血容量扩大，静脉回流增加，心脏过度充盈，导致心脏负荷显著增大，代偿阶段心排血量明显高于正常，处于高动力循环阶段，一旦心衰，心排血量下降（即使仍然高于正常人的心排血量，依旧满足不了甲亢等原本高动力循环的需求），便不能满足患病机体的高代谢水平，加重组织器官的缺血缺氧，诱发全身性炎症反应综合征。

全身性炎症反应综合征是机体内促炎-抗炎自稳失衡所致的、伴有免疫防御功能下降的、持续不受控制的炎症反应，临床表现可概括为"两个加快、两个异常和两高一低一过度"，即呼吸频率与心率加快；体温与外周白细胞计数或比例异常；高代谢状态和高动力循环状态；组织器官低灌注和过度炎症反应。

所以，当机体进入少阴病一个阶段后，出现心中烦、不得卧，说明机体已然存在高排出量心力衰竭及全身性炎症反应综合征的风险，可及时给与黄连阿胶汤治疗。

黄连阿胶汤的用药思考：黄连解热，可降低机体代谢率，其中的小檗碱成分能减慢心率，使舒张期延长，有利于心脏休息，减轻心脏前后负荷，有一定的抗心衰作用；黄芩、白芍合用，可减慢血流，可减少周围循环血液灌流量，可降低毛细血管的通透性，可减少渗出；黄连、黄芩合用，可清热，可消炎，可清除代谢产物；阿胶、鸡子黄补血补液，预防代谢率降低、动力循环下降时发生高排出量心力衰竭。

附子汤与退行性骨关节病

【原文】少阴病，得之一二日，口中和，其背恶寒者，当灸之，附子汤主之。（304）

少阴病，身体痛，手足寒，骨节痛，脉沉者，附子汤主之。（305）

附子汤方

附子二枚（炮，去皮，破八片） 茯苓三两 人参二两 白术四两 芍药三两

上五味，以水八升，煮取三升，去滓，温服一升，日三服。

【病理生理】少阴病，机体处于缺血缺氧的状态中，刚开始的时候，口中和（口中没有燥渴），说明机体还有能力代偿，通过神经-体液调节机制以进行水的重吸收，来完成自身输液、自身输血的代偿机制。

但机体这种保水的代偿机制极易诱发稀释性低钠血症，造成静脉、组织液、淋巴回流障碍。同时，因为器官血流的重新分布，皮肤外周、腹腔内脏器官血管平滑肌处于收缩状态，血供减少，故出现背恶寒，身体痛，手足寒，胃肠排空障碍等症状。

"骨节痛，脉沉"，则说明机体已经进入静脉回流受阻的低动力性缺氧状态，因为静脉回流受阻，造成骨内静脉回流不畅，由于横穿骨皮质的静脉血管无瓣膜，很容易造成血液反流入骨髓腔内，骨内血量增多，循环受阻，继而发生渗出、骨间质水肿等改变。同时，骨内血量增多及髓腔内容增加均可使骨内

压升高，而后者又加重骨内静脉回流障碍和组织受压，骨内静脉回流障碍可刺激新骨的形成，造成骨质硬化及骨关节炎的多样病理变化，可导致非炎症性的退行性骨关节病，其病理变化是关节软骨的退行性变和继发骨质增生硬化及软骨下骨的囊性变，其临床表现为关节疼痛（常为休息痛，表现为休息后出现疼痛，活动片刻即缓解，但活动过多后，疼痛又加剧）、关节僵硬（常出现在早晨起床时或白天关节长时间保持一定体位后），检查受累关节可见关节肿胀、压痛，活动时有摩擦感或"咔嗒"声，病情严重者可有肌肉萎缩及关节畸形。

由于骨内压和骨内病理改变相互作用，互为因果，形成恶性循环，继而导致回心血量减少，心排血量下降，严重时会加重组织器官的缺血缺氧。为了防止机体从完全代偿发展为失代偿状态，应及时给与附子汤治疗。

附子汤的用药思考：炮附子提高心肌收缩力以增加心排血量；茯苓、白术、白芍合用调节水、电解质代谢平衡，增强局部血液循环，促进静脉及淋巴回流；人参补充能量以助机体修复受损的部位。

附子汤证与类风湿关节炎有些类似。类风湿关节炎是一种自身免疫病，以侵蚀性关节炎为主要特征，其病理基础是滑膜炎。发病初期的关节表现为关节晨僵、肿胀、疼痛等，最后可发生关节畸形，并丧失关节正常的功能。其特征是多关节受累，呈对称性多关节炎，易受累的关节有手、足、腕、踝及颞颌关节等，其他还可有肘、肩、颈椎、髋、膝关节等，经常伴有贫血、骨质疏松、心血管疾病、肝肾损害等关节外器官受累。

桃花汤与溃疡性结肠炎

【原文】少阴病，下利便脓血者，桃花汤主之。（306）

少阴病，二三日至四五日，腹痛，小便不利，下利不止便脓血者，桃花汤主之。（307）

桃花汤方

赤石脂一斤，一半全用，一半筛末　干姜一两　粳米一升

上三味，以水七升，煮米令熟，去滓，温服七合，内赤石脂末方寸匕，日三服。若一服愈，余勿服。

【病理生理】少阴病，机体处于缺血缺氧的状态，持续一段时间后，机体仍有能力代偿，通过抗利尿激素及血管紧张素等的分泌以完成自身输液、自身输血的代偿机制，所以有小便不利的表现。在这个过程中，胃肠血管持续收缩，胃肠血流持续减少，胃肠进入缺血缺氧的状态，其黏膜因此受损，肠道屏障功能因此下降，小肠吸收面积的结构功能因此被破坏，就会导致腹泻、腹

痛、便脓血等症，引发非感染性的肠黏膜的溃疡糜烂，类似于临床最常见的溃疡性结肠炎，早期症状以腹泻为主，排出含有血、脓和黏液的粪便，常伴有阵发性结肠痉挛性疼痛，并里急后重，排便后可缓解。轻型患者症状较轻微，每日腹泻不足 5 次，重型每日腹泻在 5 次以上，为水泻或血便，腹痛较重，有发热症状，体温可超过 38.5℃，脉率大于 90 次/分。应该给与桃花汤治疗。

桃花汤证与缺血性肠病也有类似，凡能引起内脏血流量下降的原因均可引发肠道缺血，导致缺血性肠炎。无论何种原因引起的肠道缺血，其临床表现类似，最常见的表现是突发左下腹痉挛性疼痛，伴有明显便意，在之后的 24 小时内便血，为鲜红色或暗红色，血与粪便混匀，出血量不大，极少需输血，否则需考虑其他诊断。由于肠道缺血导致肠功能紊乱，可出现恶心、呕吐、嗳气、腹胀、腹泻等症状。病变早期肠黏膜及黏膜下层出现出血及水肿，黏膜呈暗红色。伴随病程的进展及病变的加重，表层黏膜坏死、溃疡形成，造成溃疡性结肠炎。临床治疗时 α 肾上腺素能激动剂或 β 受体激动剂等可作为外源性刺激进一步降低肠道血液流量，诱发或加重缺血性肠病的发生，所以桃花汤中不可用附子。

桃花汤的用药思考：赤石脂就是多水高岭土，易碎、质软有很强的吸水性。从药理学来看，口服赤石脂可以减少对胃肠道的刺激，从而起到吸附性止泻的作用，可以使凝血的时间和出血的时间明显缩短，从而起到止血的作用；干姜可增加胃肠的血流，提高胃肠消化吸收功能；粳米可直接补充血容量。

【原文】少阴病，下利便脓血者，可刺。(308)

【病理生理】少阴病，下利便脓血，除了药物治疗外，也可用针刺的方法，至于刺何穴位，当据证而定。

吴茱萸汤与脑细胞水肿

【原文】少阴病，吐利，手足逆冷，烦躁欲死者，吴茱萸汤主之。(309)
吴茱萸汤方
吴茱萸一升（洗） 人参三两 生姜六两（切） 大枣十二枚（擘）
上四味，以水七升，煮取二升，去滓，温服七合，日三服。

【病理生理】少阴病，胃肠血流减少，胃肠功能紊乱（多种病因所致的胃肠道的功能性与器质性疾病伴有多种消化道症状和体征）导致消化吸收不良，引发呕吐腹泻，造成胃肠道消化液大量丢失，进一步损耗血容量，使有效循环血量持续下降。

机体因失液启动交感-肾上腺髓质系统，交感神经兴奋，儿茶酚胺分泌增加，α受体兴奋，外周血流减少，造成微循环的缺血缺氧，故而手足逆冷。同时，若α受体持续兴奋可抑制细胞膜上的钠钾泵的活性，细胞内钠出不来，细胞外钾进不去，可造成细胞外液低渗状态，水向细胞内转移，中枢神经系统最为敏感最先反应，脑细胞因此肿胀，颅内压因此升高，出现烦躁、恶心、呕吐、头痛等表现，严重的脑细胞水肿可引起脑疝、呼吸中枢抑制甚至死亡，故曰烦躁欲死。也可造成高血钾，急性轻度高血钾对肌肉神经及心肌细胞的影响是兴奋性升高，中重度高血钾则为兴奋性下降。

同时，机体因有效循环血量持续下降，启动肾素-血管紧张素-醛固酮系统。肾素-血管紧张素-醛固酮系统为体内肾脏所产生的一种升压调节体系，可引起血管平滑肌收缩及保水、保钠效应，持续作用可造成血管平滑肌的强烈收缩和水、钠潴留。

此外，交感-肾上腺髓质系统及肾素-血管紧张素-醛固酮系统的持续作用均可使机体的分解代谢增强，当血浆中蛋白质因为胃肠功能障碍而生成减少、丢失增多、分解反而增强时，血浆胶体渗透压就会因此下降，影响组织液的回流，加重细胞外液低渗状态。

交感-肾上腺髓质系统及肾素-血管紧张素-醛固酮系统的持续作用均可提高胰高血糖素的分泌、降低胰岛素的分泌，导致高血糖，而胰岛素是增强钠钾泵活性的主要激素，因此增加胰岛素的分泌或灭活胰高血糖素的作用可以同时解决高血糖、高血钾、低血钠的问题。在这种复杂的情况下，必须用吴茱萸汤解决根本问题。

吴茱萸汤的用药思考：吴茱萸、生姜合用可调节血管紧张素的作用，可增强细胞膜上的钠钾泵作用，可调节水、电解质代谢紊乱，可直接提高胃肠的动力；人参、大枣则可快速补充津液，可提高血浆胶体渗透压，也可刺激胰岛素的分泌，增强钠钾泵的活性。

另外，少阴病，吐利，手足逆冷，烦躁欲死者，说明机体处于代偿状态，交感-肾上腺素髓质系统及肾素-血管紧张素-醛固酮系统仍然兴奋，心脑的血流已经相对增加，故不用附子类汤方，若用附子恐会增加心肌耗氧量。

猪肤汤与高代谢综合征

【原文】少阴病，下利，咽痛，胸满，心烦，猪肤汤主之。(310)
猪肤汤方
猪肤一斤

上一味，以水一斗，煮取五升，去滓，加白蜜一升，白粉五合，熬香，和令相得，温分六服。

【病理生理】少阴病，下利，咽痛，胸满，心烦，是机体失液后进入高代谢状态，这也是机体的代偿机制，目的是提高机体的应激能力及保护重要脏器（心、脑）的功能。但同时，这种高代谢状态易引发高代谢综合征。

高代谢综合征是指机体代谢亢进，碳水化合物以及蛋白质、脂肪代谢异常所出现的一系列证候群，比如贫血、疲劳、失眠、呼吸急促、出汗过多、心率加快等。

在机体处于这种高代谢的过程中，所产生的乳酸、丙酮酸、磷酸等酸性代谢产物及多肽类物质，会刺激神经产生疼痛，并扩散至咽部的迷走神经，诱发咽喉疼痛症状。然究其根本原因在于失液，猪肤汤非常适合治疗这种高代谢状态下诱发的咽痛。

猪肤汤的用药思考：猪皮，味甘、性凉，富含蛋白质、碳水化合物等，除了能补充能量外，还可促进合成代谢；蜂蜜、米粉，味甘，性平，富含碳水化合物等，除了能快速补充血容量外，还能止痛。

甘草汤与过敏性咽炎、桔梗汤与阻塞性肺通气不足

【原文】少阴病，二三日，咽痛者，可与甘草汤；不差，与桔梗汤。（311）

甘草汤方

甘草二两

上一味，以水三升，煮取一升半，去滓，温服七合，日二服。

桔梗汤方

桔梗一两　甘草二两

上二味，以水三升，煮取一升，去滓，温分再服。

【病理生理】少阴病，二三日，机体处于缺血缺氧的状态，免疫力相对下降，容易出现咽痛的症状，此咽痛既反映着组织器官如心脏和肺脏的功能，也说明机体目前仍有较强的代偿机制，与临床过敏性咽炎有些类似。

过敏性咽炎属于免疫系统疾病，初发时，通常在医院检查时心肺功能显示都是正常的，后期，心肺功能都相应发生不同程度损害，主要临床表现为咽喉肿痛或咽痒咳嗽不止、午后或劳累后加重、严重时声音嘶哑等。因此，治疗不可简单等同普通病菌感染类型的咽炎，增强机体细胞免疫力、改善过敏体质是防治过敏性咽炎的核心环节。甘草汤为首选方剂。

甘草汤的用药思考：甘草有类糖皮质激素作用，允许和增强机体的应激反应，提高心血管系统对儿茶酚胺的敏感性，减少儿茶酚胺的降解，维持循环系统对儿茶酚胺反应性，通过增加心肌和血管平滑肌肾上腺素能受体的数量，保证血管对儿茶酚胺的反应性，以保证重要脏器心脑的血供氧供；同时，对细胞还有保护作用，稳定溶酶体膜减轻细胞损伤；还可抑制促炎介质的生成和释放，有抗炎止痛作用。

咽喉是进行饮食、呼吸、发声音的器官，上连口鼻，下通肺胃，是连接口腔和肺胃的通路。若机体因此出现肺通气障碍，气道内黏液积聚无法排出，造成阻塞性肺通气不足，桔梗汤为首选。

桔梗汤的用药思考：在甘草汤的基础上加了一味桔梗，桔梗所含皂苷口服时对咽喉黏膜及胃黏膜造成某种程度的刺激，反射地引起呼吸道黏膜分泌亢进，使痰液稀释，促使其排出，粗制桔梗皂苷有镇咳作用。

苦酒汤与声带溃疡

【原文】少阴病，咽中伤，生疮，不能语言，声不出者，苦酒汤主之。(312)

苦酒汤方

半夏（洗，破如枣核）十四枚　鸡子一枚（去黄，内上苦酒，着鸡子壳中）

上二味，内半夏，着苦酒中，以鸡子壳置刀环中，安火上，令三沸，去滓，少少含咽之，不差，更作三剂。

【病理生理】少阴病，是机体处于缺血缺氧的状态，要通过兴奋交感-肾上腺髓质系统以保证重要脏器心脑的血供氧供。在这个过程中，肾上腺素分泌较多，声带（声带是发声器官的主要组成部分，位于喉腔中部）持续处于紧张状态易受损，发生肿胀，甚至出现小结、息肉、溃疡等情况，引发声音嘶哑。声音嘶哑是喉部病变或全身病变的一个症状，好发于用声过度者。当用苦酒汤开嗓治疗。

苦酒汤的用药思考：半夏可直接作用于咽喉，消痞散结化痰；苦酒（醋）消除咽喉肿疼、解热毒；鸡子滋阴以润喉。

半夏散及汤与扁桃体炎

【原文】少阴病，咽中痛，半夏散及汤主之。(313)

半夏散及汤方

半夏（洗）　桂枝（去皮）　甘草（炙）

上三味，等分，各别捣筛巳，合治之，白饮和，服方寸匕，日三服。若不能散服者，以水一升，煎七沸，内散二方寸匕，更煮三沸，下火令小冷，少少咽之。半夏有毒，不当散服。

【病理生理】少阴病，当机体因过度疲劳、受凉等因素而使抵抗力下降时，易诱发扁桃体炎。扁桃体位于消化道和呼吸道的交汇处，是免疫活性器官，具有很重要的免疫功能，它会产生大量的淋巴细胞，并使整个机体发生免疫反应。

正常情况下，由于扁桃体表面上皮完整和黏液腺不断分泌，可将细菌与随同脱落的上皮细胞从隐窝口排出，因此保持着机体的健康，但当扁桃体上皮供血不足、防御机能减弱、腺体分泌功能降低时，扁桃体就会遭受细菌感染而发炎，隐窝内上皮坏死细菌与炎性渗出物聚集其中，隐窝引流不畅，导致本病的发生和发展。

扁桃体炎迁延不愈可导致慢性扁桃体炎，主要表现有四种：

1. 反复发作咽痛，每遇感冒、受凉、劳累、睡眠欠佳或烟酒刺激后咽痛发作，并有咽部不适及堵塞感；

2. 口臭，因扁桃体内细菌的繁殖生长及残留于扁桃体内的脓性栓塞物导致；

3. 扁桃体肿大，肥大的扁桃体可使吞咽困难，说话含糊不清，呼吸不畅或睡眠时打鼾；

4. 全身表现，扁桃体内的细菌、脓栓常随吞咽进入消化道，从而引起消化不良。

如细菌毒素进入体内，可有头痛、四肢乏力、容易疲劳或低热等表现。这种情况下，首选半夏散及汤治疗。

半夏散及汤的用药思考：半夏稀释降解清除局部堆积的坏死细菌及炎性渗出物；桂枝、炙甘草合用改善局部缺血的状态，加快局部的血液循环，促进局部的新陈代谢。

白通汤与乳酸酸中毒、白通加猪胆汁汤与酸中毒昏迷

【原文】少阴病，下利，白通汤主之。(314)

少阴病，下利，脉微者，与白通汤。利不止，厥逆无脉，干呕烦者，白通加猪胆汁汤主之。服汤，脉暴出者死，微续者生。(315)

白通汤方

葱白四茎　干姜一两　附子一枚（生，去皮，破八片）

上三味，以水三升，煮取一升，去滓，分温再服。

白通加猪胆汁汤方

葱白四茎　干姜一两　附子一枚（生，去皮，破八片）　人尿五合　猪胆汁一合

上五味，以水三升，煮取一升，去滓，内胆汁、人尿和令相得，分温再服。若无胆亦可用。

【病理生理】少阴病，组织器官处于相对低灌注状态，由于组织器官灌注不足，动脉血中含氧量较低或血压较低等原因，组织细胞获取不到足够的氧，导致细胞无氧酵解增加，乳酸大量产生，可引起乳酸性酸中毒。同时，严重腹泻使含 HCO_3^- 的碱性肠液大量丢失，除了造成酸碱平衡紊乱，也可引发水、电解质紊乱。乳酸酸中毒是代谢性酸中毒的常见原因，症状轻者可仅有嗜睡、食欲下降、腹泻、呼吸稍深快，可用白通汤治疗。

白通汤的用药思考：用干姜、生附子强心通脉，以改善组织器官低灌注状态，用葱白提高肺泡通气量，以加强肺对酸碱平衡紊乱的呼吸性调节作用。

病情较重或重症患者还伴有恶心、呕吐、口唇发绀、低血压、体温低、脉弱、脱水、呼吸深大、意识障碍、四肢反射减弱、瞳孔扩大、深度昏迷或休克，可用白通加猪胆汁汤方治疗。

白通汤加猪胆汁汤的用药思考：在白通汤的基础上加猪胆汁以刺激肠道的消化吸收，以减少肠内腐败物质的产生；加人尿以快速改善水、电解质失衡的状态。

此病起病急，病情危重，病死率高，严重威胁患者生命，需紧急救治。服汤后脉象由无脉突然变成洪大，乃油尽灯枯之象，进入低排低阻型休克晚期状态，完全失代偿，将死；由无脉开始缓缓有微脉，心肌收缩力开始回升，动脉灌注量开始增加，为起死回生之象。

真武汤与心源性水肿

【原文】少阴病，二三日不已，至四五日，腹痛，小便不利，四肢沉重疼痛，自下利者，此为有水气，其人或咳，或小便利，或下利，或呕者，真武汤主之。（316）

真武汤方

茯苓三两　芍药三两　白术二两　生姜三两（切）　附子一枚（炮，去皮，破八片）

上五味，以水八升，煮取三升，去滓，温服七合，日三服。若咳者，加五

味子半升，细辛一两，干姜一两；若小便利者，去茯苓。若下利者，去芍药，加干姜二两；若呕者，去附子，加生姜，足前为半斤。

【病理生理】少阴病，机体处于缺血缺氧的状态，因此启动了自身输液、自身输血的代偿机制。继而出现以下情况：

1. 心率持续加快，以提高心排血量，维持动脉血压，有利于冠脉的血液灌流。

2. 抗利尿激素分泌增加、肾素-血管紧张素-醛固酮系统激活，保水保钠，使血容量持续性代偿增加。

3. 减少外周及腹腔内脏器官的血流，以保证重要脏器心脑的供血，进而血流持续重新分布。

以上反应有利于生命的维持，同时也对机体产生了不利的一面，使心肌耗氧量增加，心肌负荷增大，水钠潴留，静脉回流及组织液回流受阻，继而影响右心功能，引发心源性水肿。

心源性水肿，主要由右心衰引起，其机制主要是由于有效循环血容量减少，肾血流量减少、继发性醛固酮增加、水钠潴留、静脉血淤、毛细血管静水压升高、组织液回收率降低所致。水肿的程度可因心力衰竭的程度而异，从轻微的脚踝水肿到严重的全身性水肿。特点是水肿首先出现在身体的低垂部位，对于能站起来活动的患者首先出现在脚踝内侧，可以走路。活动后症状明显，休息后症状减轻或消失。经常卧床者腰骶部明显，面部一般无水肿。水肿呈对称凹形，通常伴有颈静脉扩张、肝脏肿大和静脉压升高。比较严重的情况，还可能出现右心衰的其他表现，如胸腔积液和腹水。

心源性水肿可引起胃肠、肝、肾功能障碍，腹腔积液，下肢水肿等，故而腹痛、小便不利、四肢沉重疼痛，当用真武汤治疗。

"小便利"，说明机体仍有能力代偿，肾脏排水的功能仍然作用，以此维持血浆晶体渗透压，避免低钠血症的发生，故小便利去茯苓。

"或咳者"，早期因为机体的血流重新分布，心、脑、肺血流相对增加，晚期随着回心血量的减少，心、脑及肺血流会减少，肺血流减少、肺血管收缩、肺动脉压升高，易引发肺水肿，故而咳，可加五味子、细辛、干姜。

"或自下利"，说明机体已经存在胃肠黏膜缺血缺氧的情况，影响了其消化吸收功能，故去芍药加干姜。

"或呕者"，说明机体的神经-体液代偿机制比较强，抗利尿激素及血管紧张素的作用强烈，故不需要再加炮附子促进儿茶酚胺类激素的分泌，故曰"若呕者，去附子，加生姜"。

通脉四逆汤与休克晚期

【原文】少阴病，下利清谷，里寒外热，手足厥逆，脉微欲绝，身反不恶寒，其人面色赤，或腹痛，或干呕，或咽痛，或利止，脉不出者，通脉四逆汤主之。(317)

【病理生理】少阴病，下利清谷，丢失体液后导致血容量进一步下降，机体启动代偿机制，通过增加外周阻力、血液重新分布等方式减少了微循环的灌流量，加重了组织器官的缺血缺氧，导致组织损伤与器官功能障碍，使组织、细胞对氧的利用发生障碍，ATP 生成减少，乳酸和二氧化碳堆积，氢离子增加，使血管平滑肌对儿茶酚胺的反应性降低，故而里寒外热，手足冰冷，脉微欲绝。

组织、细胞利用氧的能力下降，氧气进入却因细胞损伤无法完全利用，毛细血管中氧合血红蛋白增多，皮肤可呈红色或暗红色，故而身反不恶寒，其人面色红；或腹痛；或干呕；或咽痛；或利止脉不出，进一步说明机体腹腔内脏器官组织处于缺血缺氧的状态，还未完全失代偿，临床介于低排高阻型休克（心排血量降低，总外周阻力增高，见于低血容量、心源性休克）与低排低阻型休克（心排血量和总外周阻力下降，见于各类休克晚期）之间，一旦进入低排低阻型休克，机体就会完全失代偿，将死。在这种紧要关头，及时用通脉四逆汤治疗。

通脉四逆汤的用药思考：在四逆汤增强心肌收缩力、提高心排血量、增加微循环灌注量的基础上，干姜的量加倍以加强组织细胞利用氧的能力，并促进全身血液循环。

四逆散与动脉硬化

【原文】少阴病，四逆，其人或咳，或悸，或小便不利，或腹中痛，或泄利下重者，四逆散主之。(318)

四逆散方

甘草（炙）　枳实（破，水渍，炙干）　柴胡　芍药

上四味，各十分，捣筛，白饮和服方寸匕，日三服。咳者，加五味子、干姜各五分，并主下利；悸者，加桂枝五分；小便不利者，加茯苓五分；腹中痛者，加附子一枚，炮令坼；泄利下重者，先以水五升，煮薤白三升，煮取三升，去滓，以散三方寸匕内汤中，煮取一升半，分温再服。

【病理生理】少阴病，机体为满足应激需求，内环境稳态发生适应性变化

与重建，其本质是一种适应和防御反应，有利于维持自稳态和增强机体的适应能力，但过强或持续时间过长的应激代偿机制，也可导致急性或慢性的器官功能障碍和代谢紊乱。

比如，若交感-肾上腺髓质系统持续兴奋，外周阻力增大，外周小血管长期收缩，儿茶酚胺使血小板数目增多、黏附聚集性增强，使白细胞及纤维蛋白原浓度升高，使血液黏滞度增加，继而促进动脉硬化的形成，使动脉管壁增厚、变硬，失去弹性、管腔狭小，影响正常的血液循环，导致微循环不良，造成组织器官的血液灌流量减少，故而四逆；同时，交感-肾上腺髓质系统持续兴奋，心肌耗氧量增加，分解代谢长期大于合成代谢，可造成高血压、高血脂、高血糖、高尿酸、心肌缺血等，促进动脉粥样硬化的形成。

在动脉粥样硬化形成前，大多数患者几乎无任何临床症状，随着血管狭窄，累及不同器官时可出现相应的缺血症状，如头晕、头痛、咳嗽、胸闷、心悸、胸痛、腹痛、顽固性高血压，下肢坏疽等。

随着动脉粥样硬化形成，大多数患者或多或少有心悸、胸痛、胸闷、头痛、头晕、四肢凉麻、四肢酸懒、跛行、视力降低、记忆力下降、失眠多梦等临床症状。

对于机体而言，体表外周及腹腔内脏器官血管最先发生动脉硬化。体表外周动脉血管硬化以下肢动脉狭窄最常见，可出现下肢发凉、麻木和间歇性跛行，即行走时小腿麻木、疼痛以至痉挛，休息后消失，再走时又出现，严重时可持续性疼痛，足背动脉搏动减弱或消失。腹腔内脏器官动脉血管硬化包括肠系膜动脉硬化（表现为进食后腹痛，腹痛多发生在进食后 10 分钟左右，逐渐加重，约 1 小时后缓解，可伴有恶心、嗳气、腹胀、便秘或腹泻等）及肾动脉硬化（可引起顽固性高血压和肾功能不全，可伴有小便不利）等。

这种应激代偿机制持续时间过长或过强所引发的动脉硬化，造成局部血液循环障碍，当用四逆散治疗。

四逆散的用药思考：柴胡可调节应激反应，可促进合成代谢，预防高血脂等造成动脉粥样硬化的诱因；芍药、炙甘草合用可直接作用于持续收缩的血管平滑肌，包括四肢及腹腔内脏器官，并促进局部血液循环；枳实破气消积，与芍药合用可疏通血管，可清除血管壁上堆积的"垃圾"。

猪苓汤与肾功能不全

【原文】少阴病，下利六七日，咳而呕、渴，心烦不得眠者，猪苓汤主之。(319)

　　猪苓汤方

　　猪苓（去皮）　茯苓　泽泻　阿胶　滑石（碎）各一两

　　上五味，以水四升，先煮四味，取二升，去滓，内阿胶烊消，温服七合，日三服。

　　【病理生理】少阴病，下利，损耗了体液，导致有效循环血量减少，故而口渴。机体因此启动了代偿机制：有效循环血量减少→交感神经兴奋→肾血管收缩→肾血流减少→肾小球滤过率降低→醛固酮和抗利尿激素代偿性分泌增加→尿量、尿钠减少。

　　这种肾灌流量急剧下降所引起的水钠潴留极易造成肾功能不全，使代谢终产物和毒性物质不能及时排出体外，以致产生水、电解质和酸碱平衡紊乱，并伴有肾脏内分泌功能障碍的病理过程。

　　水钠潴留可导致容量负荷过度，除了能引起不同程度的皮下水肿（眼睑、双下肢）或（和）体腔积液（胸腔、腹腔）外，还可引起肺水肿，直接造成肺功能障碍，典型症状为咳嗽、咳痰、痰中带血、呼吸困难，夜间尚能平卧，活动后气促等，有些患者虽然症状不典型，但肺水肿已非常明显，因呼吸困难及咳嗽、咳痰的症状很轻，所以易被忽略。如发展为肺间质纤维化，则可有明显的呼吸困难，约半数患者可并发胸腔积液，多为纤维素性渗出液，少数为血性。

　　同时，因为代谢终产物或代谢废物不能及时排出体外，易造成氮质血症，会出现体内尿素氮、肌酐、多胺等升高的情况。如果体内的尿素氮比较高，可以出现胃肠道刺激症状，胃部疼痛、恶心、呕吐、食欲减退、腹泻等，也有一部分患者可能会出现消化道出血的现象。多胺类还可引起厌食、恶心、呕吐和蛋白尿，并能促进红细胞溶解，抑制促红细胞生成素的生成，促进肾性贫血、肾性水肿、腹水等。

　　另外，肾功能不全可使骨髓内血小板生成受抑制，患者常有出血倾向，出现鼻出血、牙龈出血、消化道出血等症状。失眠、心烦、注意力不集中、记忆力减退则为肾功能不全对神经系统的早期影响，也说明机体处于急性代偿阶段。

　　机体下利六七日后，出现咳而呕渴，心烦不得眠，小便不利，为肾功能不全的早期表现，虽然导致尿量减少和氮质血症等，但肾小管功能尚属正常，机体仍有较强的代偿机制，此时当用猪苓汤治疗。

大承气汤与血运性肠梗阻

　　【原文】少阴病，得之二三日，口燥咽干者，急下之，宜大承气汤。

（320）

少阴病，自利清水，色纯青，心下必痛，口干燥者，可下之，宜大承气汤。（321）

少阴病六七日，腹胀不大便者，急下之，宜大承气汤。（322）

【病理生理】少阴病，肠道因缺血缺氧而失去正常蠕动功能，使肠内容物不能正常运行而滞留，滞留的肠内容物压迫肠管壁，静脉回流及淋巴回流受阻，造成肠道血运障碍，可引发血运性肠梗阻，可进一步导致肠道的淤血、水肿、渗出及坏死。

肠道的淤血水肿及渗出可使水丢失在肠腔，再加上肠道内容物滞留形成的肠道高渗状态，可使胆汁、胰液、小肠液等进入肠腔，导致下利色纯青的清水（因为胆汁、胰液、小肠液属于碱性液，故色纯青），继而造成高渗性脱水及酸碱平衡紊乱，故而口燥咽干或口干燥。

肠壁的血供障碍亦使肠肌受累致肠蠕动功能减低或消失，肠腔内容物因此滞留，可增加腹内压，故而腹胀、不大便；肠壁及系膜的淤血外渗会导致腹腔积液，引起急而剧烈的腹痛，呈持续性阵发性加剧，故而腹痛。

此证与临床血运性肠梗阻类似，血运性肠梗阻属于一种绞窄性肠梗阻，在肠梗阻中比较少见，占各类肠梗阻的3%左右，常伴有唇干舌燥、眼窝内陷、皮肤弹性消失、尿少或无尿等脱水症状，严重时可导致肠壁坏死、穿孔，继发弥漫性腹膜炎、血性腹水及严重的脓毒血症，病情危重且进展较快。当务之急，可用大承气汤急下之。

四逆汤与组织器官低灌注状态

【原文】少阴病，脉沉者，急温之，宜四逆汤。（323）

四逆汤方

甘草二两（炙）　干姜一两半　附子一枚（生用，去皮，破八片）

上三味，以水三升，煮取一升二合，去滓，分温再服，强人可大附子一枚，干姜三两。

【病理生理】少阴病，一旦出现组织器官低灌注状态，脉沉、脉搏细数、四肢冰冷、肛温下降等为比较突出的休克早期表现，当用四逆汤急温之。

【原文】少阴病，饮食入口则吐，心中温温欲吐，复不能吐，始得之，手足寒，脉弦迟者，此胸中实，不可下也，当吐之；若膈上有寒饮，干呕者，不可吐也，当温之，宜四逆汤。（324）

【病理生理】少阴病，当机体处于缺血缺氧状态时，便会启动应激代偿机制，一方面通过减少外周及腹腔内脏器官血流以保证重要脏器心脑的供血，此时微循环及胃肠道处于相对缺血的状态，势必影响其消化吸收功能。另一方面通过增加血管加压素（抗利尿激素）及血管紧张素的分泌，使胃肠道血管平滑肌处于持续收缩状态，不利于静脉、淋巴回流，不利于胃肠的排空，故而干呕（作呕吐之态，但有声而无物吐出，或仅有涎沫而无食物吐出），此干呕为组织器官缺血或低灌注的状态，当用四逆汤治疗。

【原文】少阴病，下利，脉微涩，呕而汗出，必数更衣，反少者，当温其上，灸之。(325)

【病理生理】少阴病，胃肠的缺血缺氧造成消化不良及吸收不良，就会出现呕吐及下利不止的情况，若下利次数反而减少，出现出冷汗、四肢冰冷、面色苍白、烦躁不安等，为休克早期的表现，可酌情给与干姜附子汤，也可用温灸之法。

厥阴病与多器官功能障碍

辨厥阴病脉证并治

【原文】厥阴之为病,消渴,气上撞心,心中疼热,饥而不欲食,食则吐蛔。下之利不止。(326)

【病理生理】本条描述了厥阴病的基本病理生理过程及主要临床表现,为有效循环血量锐减,组织器官血流灌注广泛持续显著减少,致全身多个生命重要器官功能及结构严重损伤的综合症候群。此时机体自身的神经-体液调节机制开始失调,其代偿功能从部分失代偿走向完全失代偿。

所谓有效循环血量,是指单位时间内通过心血管系统进行循环的血量。有效循环血量依赖于三个因素,即充足的血容量、有效的心搏出量和完善的周围血管张力。当其中任何一个因素的改变超出了人体的代偿限度时,即可导致有效循环血量急剧下降,造成全身组织、器官氧合血液灌流不足和细胞缺氧而发生休克。

厥阴病,消渴为机体有效循环血量急剧下降的标志反应。气上撞心、心中疼热为心脏搏动的频率和(或)节律异常的表现,严重影响心搏出量,反映心肌功能及结构受损的状态。心肌的功能及结构受损后除了影响心排血量,还会继发静脉淤血,其中体循环淤血(包括门静脉高压引起的肝脏淤血、胃肠淤血等),可导致肝、胃肠功能障碍,淤血水肿等,可出现肝功能减退、消化不良、腹胀、恶心、呕吐、疲乏、水肿、颈静脉怒张、腹水、发绀等症状,故曰"饥而不欲食、食则吐蛔"。

在这种情况下,若反用攻下之法进一步损耗体液及血容量,导致有效循环血量急剧下降,就会加重组织器官的缺血缺氧及组织细胞的变性坏死,胃肠黏膜的形态结构因此受损就会影响其吸收功能,故而"下之利不止"。

在机体启动代偿机制的过程中,若微循环处于缺血缺氧的状态,说明神经-体液调节机制尚能代偿,若微循环由缺血性缺氧发展为淤血性缺氧,外周血管张力受到影响,由外周阻力增加、外周血管收缩变化为外周阻力降低、外周血管扩张,则说明神经-体液调节机制开始失去作用,机体的内环境稳态开始失控,机体进入休克中晚期阶段的失代偿状态。

休克初期，组织器官多表现为功能性衰竭，大多属于少阴病，说明机体尚处于部分失代偿状态；休克中晚期，组织器官多表现为器质性衰竭，且涉及多个系统，大多属于厥阴病，说明机体进入完全失代偿状态。

此条文说明了三个问题：

1. 机体处于淤血性缺氧的状态。

2. 涉及多个系统的功能衰竭、结构损害及代谢障碍。

3. 机体进入完全失代偿阶段。

【原文】厥阴中风，脉微浮为欲愈，不浮为未愈。(327)

【病理生理】厥阴病中风，脉微浮，说明机体的代偿机制尚可，还未完全失代偿，病情有好转的迹象，也说明此为厥阴病最初或相对较轻的表现；如果脉象的表现不是微浮，而是浮大，则说明机体进入失代偿阶段，病情很难好转。

【原文】厥阴病，欲解时，从丑至卯上。(328)

【病理生理】此条从"人与天地相应"的观点，指出厥阴病证与时间的关系。字面理解，丑时，即凌晨 1～3 时；寅时，即 3～5 时；卯时，即 5～7 时。即从凌晨 1 时至 7 时是厥阴病证的变化时段。

【原文】厥阴病，渴欲饮水者，少少与之，愈。(329)

【病理生理】此条可能有缺文，不再赘述。

【原文】诸四逆厥者，不可下之，虚家亦然。(330)

【病理生理】微循环的缺血缺氧导致末梢血供、氧供减少，同时伴有腹腔内脏器官的血流减少，胃肠因此缺血缺氧减少导致胃肠排空障碍等，此时不可用攻下法，故曰"诸四逆厥者，不可下之，虚家亦然"。

【原文】伤寒先厥，后发热而利者，必自止。见厥复利。(331)

【病理生理】伤寒，先出现末梢血流减少的状态而四肢冰冷，后出现发热而下利，说明机体的代偿能力尚强，中枢神经系统尚能作用，产热机制仍能运行，故而下利必自止。如果末梢血流持续减少，造成微循环的缺血缺氧，胃肠血供因此减少，导致缺血性肠炎等，就会严重影响其吸收功能，故曰"见厥复利"。

【原文】伤寒始发热六日，厥反九日而利，凡厥利者，当不能食，今反能食者，恐为除中。食以索饼，不发热者，知胃气尚在，必愈，恐暴热来出而复去也，后日脉之，其热续在者，期之旦日夜半愈，所以然者，本发热六日，厥反九日，复发热三日，并前六日，亦为九日，与厥相应，故期之旦日夜半愈。后三日脉之，而脉数，其热不罢者，此为热气有余，必发痈脓也。(332)

【病理生理】伤寒，起初发热六日，说明机体代偿机制尚存，之后出现微循环缺血缺氧并伴有组织器官的低灌注，如四肢冰冷伴有因胃肠缺血缺氧而引起的下利，则说明机体的代偿能力开始减弱，胃肠功能障碍当食欲不振或不能食，今反食欲佳、胃口好，恐为"回光返照"之象。人在濒临死亡的时候，组织细胞内能够储能、供能的重要物质三磷酸腺苷（ATP），会迅速转化为二磷酸腺苷（ADP），同时释放出巨大能量，使机体各系统、各器官迅速获得强大动力，人就会突然表现出非凡的活力，但 ATP 的能量只能维持很短的时间，所以人在临终前出现的兴奋也会十分短暂。

患者吃完东西后，若不发热不兴奋，说明不是回光返照，而是胃肠动力开始恢复，病情必会缓解。若出现暴热随即转冷的现象，犹如油尽灯枯前的刹那明亮，说明生命即将到达尽头，恐为除中。若第二天脉象微浮发热，说明其中枢神经系统的功能开始恢复，其体温调节机制开始正常运行，病情将在凌晨夜半时分好转。若之后三天出现脉数，热不解，则可引发痈脓，类似临床痈病（细菌感染）。

痈病多发生于抵抗力低下的成人，多发生于皮肤较厚的颈项、背部和大腿，大小可达 10 厘米或更大，初为弥漫性浸润性紫红斑，表面紧张发亮，触痛明显，之后局部出现多个脓头，有较多脓栓和血性分泌物排出，伴有组织坏死和溃疡形成，可见窦道，局部淋巴结肿大。临床上患者自觉搏动性疼痛，可伴有发热、畏寒、头痛、食欲不振等全身症状，严重者可继发菌血症、毒血症、败血症导致死亡。

【原文】伤寒脉迟六七日，而反与黄芩汤彻其热，脉迟为寒，今与黄芩汤，复除其热，腹中应冷，当不能食，今反能食，此名除中，必死。(333)

【病理生理】伤寒，脉迟六七日，因为有效循环血量急剧下降，组织器官灌流量严重不足，腹腔内脏器官胃肠的血供不足而致胃肠动力不足，故而腹中应冷当不能食，今反能食，为回光返照之象，此时却用了黄芩汤，把机体的最后一点热能或动力清除，必死。

【原文】伤寒先厥后发热，下利必自止，而反汗出，咽中痛者，其喉为痹。发热无汗，而利必自止，若不止，必便脓血，便脓血者，其喉不痹。(334)

【病理生理】伤寒，先厥后发热，说明机体仍有能力代偿，交感-肾上腺髓质系统仍然发挥作用，机体仍可通过减少外周及腹腔内脏器官的血流以产热抗敌，故而"下利必自止"。

在这个过程中，应该是发热、无汗、恶寒，此时反汗出，则说明机体进入失代偿状态。由于外周血管的灌流量减少，加重了组织器官的缺血缺氧，导致酸性产物堆积及局部代谢产物增加，降低了血管平滑肌对儿茶酚胺类缩血管物质的反应性，致使外周血管扩张，故"反汗出"，因此影响了回心血量，必会加重各组织器官的缺血缺氧，咽中痛为机体缺血最初的表现，喉痹为机体缺氧最初的表现。

《素问·太阴阳明论》说："喉主天气，咽主地气。"咽与喉，相连而有别。咽在后，下连食道，直贯胃腑，为胃之系；喉在前，下通气道，连于肺脏，属肺之系。

《灵枢·忧恚无言》说："咽喉者，水谷之道路也；喉咙者，气之所以上下者也。"可见咽与喉，一个关系到血的化生，一个关系到气的出入，各司其职，其区别所在，古人早有认识。

另外，若发热无汗，下利反不止，则说明因此加重了胃肠缺血缺氧的状态，肠道免疫屏障因此被损害，大量肠黏膜坏死、破损、脱落均可造成内毒素移位，发生肠源性内毒素血症。

肠源性内毒素血症，是因在患者机体免疫功能比较低下的情况下，肠道免疫屏障受到一定的损害，内毒素进入血液循环。患者可以表现出发热、高热不退、寒战、食欲减退、疲乏、倦怠、无力等全身表现。随着病情的进展，患者会表现出白细胞计数明显改变，心、肾、肝等各个脏器功能衰竭的病情发生，引发脓血便，这也说明机体进入失代偿状态。

便脓血者，若伴有发热，说明其产热机制尚能作用，肺血流量相对增加，其通气功能尚可，故曰"便脓血者，其喉不痹"。

【原文】伤寒一二日至四五日，厥者必发热，前热者后必厥，厥深者热亦深，厥微者热亦微，厥应下之，而反发汗者，必口伤烂赤。(335)

【病理生理】伤寒，一段时间后，发展为四肢逆冷，说明微循环及组织器官均处于低灌注的状态，为微循环的缺血缺氧期。随着乳酸等酸性产物堆积及代谢产物的增加，必会激活炎症细胞释放过量炎症介质，导致全身性炎症反应，早期表现为体温过高，故"必发热"。

从体温升高到体温过低，机体进入失代偿阶段，组织器官缺血缺氧的状态越严重，全身炎症反应的病情就越严重，可发展为败血症休克期，并伴有多器官功能衰竭及弥散性血管内凝血等，甚至死亡。若此时再用汗法扩张微血管以散寒解表，则会加速弥散性血管内凝血（DIC）的形成。

DIC 的临床表现复杂多样，但主要表现为出血、休克、器官功能障碍和贫血。出血是 DIC 最初及最常见的临床表现，患者可有多部位出血倾向，如皮肤淤斑、紫癜、咯血、消化道出血等。轻者仅表现为局部（如注射针头处）渗血，重者可发生多部位出血。

【原文】伤寒病，厥五日，热亦五日，设六日，当复厥，不厥者自愈，厥终不过五日，以热五日，故知自愈。(336)

【病理生理】伤寒病，微循环及组织器官低灌注导致四肢逆冷，因此导致全身炎症反应而发热，这是机体抗损伤的方式，也说明机体尚能代偿，治疗一段时间后，若没有再出现四肢逆冷的情况，说明机体缺血缺氧的状态已然改善，病情即将好转。

【原文】凡厥者，阴阳气不相顺接便为厥。厥者，手足逆冷者是也。(337)

【病理生理】厥，为机体微循环缺血缺氧的表现，表现为手足冰冷。

乌梅丸与微循环淤血性缺氧

【原文】伤寒脉微而厥，至七八日肤冷，其人躁无暂安时者，此为脏厥，非蚘厥也。蚘厥者，其人当吐蚘令病者静，而复时烦者，此为脏寒，蚘上入其膈，故烦，须臾复止，得食而呕，又烦者，蚘闻食臭出，其人常自吐蚘。蚘厥者，乌梅丸主之，又主久利。(338)

乌梅丸方

乌梅三百枚　细辛六两　干姜十两　黄连十六两　当归四两　附子六两（炮，去皮）　蜀椒四两（出汗）　桂枝六两（去皮）　人参六两　黄柏六两

上十味，异捣筛，合治之，以苦酒渍乌梅一宿，去核，蒸之五升米下，饭熟捣成泥，和药令相得，内白中，与蜜杵二千下，丸如梧桐子大。先食饮服十丸，日三服，稍加至二十丸。禁生冷滑物臭食等。

【病理生理】"伤寒脉微而厥，至七八日肤冷，其人躁无暂安时者"，为微循环缺血缺氧及组织器官低灌注的状态，与临床休克早期类似。此时机体尚能代偿，交感-肾上腺髓质系统兴奋，儿茶酚胺分泌增加、心率加快、心收缩力增强、外周阻力升高，故而脉搏细数、脉压差小、血压下降不明显；外周皮肤血管收缩，故而脸色苍白、四肢冰冷、恶寒；中枢神经系统兴奋，故而烦躁不

安，此为脏厥，为微循环淤血性缺氧及组织器官低灌注状态，与蚘厥不同。

"蚘厥者，其人当吐蚘"，为何会吐蚘？当机体的组织器官处于低灌注状态时，因为胃肠的缺血缺氧导致胃肠黏膜防御屏障被破坏，肠道微生态环境因此失衡，寄生虫、细菌、病毒等大量繁殖，可突破黏膜屏障而移位进入血循环，造成内毒素血症。内毒素血症临床症状主要决定于宿主对内毒素的抵抗力。内毒素血症可以出现在多系统的多种疾病中，通常导致致死性感染性休克、多器官功能衰竭、弥漫性血管内凝血等，病死率极高。

这种状态下的吐蚘，一方面提示机体内部已发生全身性炎性反应；另一方面提示机体进入淤血性缺氧期，因为内毒素可导致微循环扩张，影响静脉回流，减少回心血量，有效循环血量急剧下降，加重组织器官的低灌注状态，乳酸等酸性产物堆积及局部代谢产物的增多，使血管平滑肌对儿茶酚胺的反应性降低，致使微循环血液淤滞、血栓形成等。

一旦进入微循环淤血性缺氧期，机体就进入失代偿状态，此期为可逆性的失代偿期，动脉血压表现为进行性下降，常伴有酸中毒、高血钾等水、电解质平衡紊乱及酸碱平衡紊乱的疾病，继而引发微血管麻痹性扩张，正式进入微循环衰竭期，此期为不可逆的失代偿期，动脉血压表现为进行性顽固性低血压，并发弥散性血管内凝血（DIC），导致出血、血栓栓塞、休克、各脏器功能及形态受损等。若病者出现神志淡漠、昏迷等中枢神经系统功能抑制状态，则进入不可逆的失代偿期。

若"病者静，而复时烦"，说明机体处于可逆性的失代偿状态。"得食而呕，又烦者，蚘闻食臭出，其人常自吐蚘，久利"均为蚘厥的表现，也属可逆性的失代偿期，当用乌梅丸治疗。

乌梅丸的用药思考：乌梅酸涩收敛，可生津，也可止吐、止泻、止血，用苦酒（醋）浸泡可杀虫，可对抗内毒素，可促进细胞的新陈代谢；细辛疏通微血管以改善微循环淤血性缺氧的状态；当归不仅可以促进造血功能，还可以扩张外周血管以抗血栓；蜀椒暖血抗凝以提高血管平滑肌细胞的反应性，可改善微血管麻痹；桂枝增加心排血量引血外达，且引领细辛、当归、蜀椒作用于微循环，以改善微循环淤血性缺氧的状态；黄连、黄柏清除酸性代谢产物堆积，降低局部血管的活性物质对血管内皮细胞的损害，可抗炎抗损伤；人参提供能量及造血物质以补液补血；附子、干姜合用可给细胞提供动力以增强心泵功能，可促进血液循环，并加强器官组织细胞利用氧的能力以改善细胞缺血缺氧的状态。

【原文】伤寒热少微厥，指头寒，嘿嘿不欲食，烦躁，数日小便利，色白者，此热除也，欲得食，其病为愈。若厥而呕，胸胁烦满者，其后必便血。（339）

【病理生理】伤寒，微循环淤血性缺氧的情况比较轻，机体仍有能力代偿，交感-肾上腺髓质系统持续兴奋，通过减少末梢血流及腹腔内脏器官血流（胃、胆、肠、肾等）以保护重要器官心脑的供血供氧，故指头寒、默默不欲食、烦躁、小便不利。

数日后，若微循环淤血性缺氧状态得到改善，静脉回流恢复，回心血量增多，胃肠、肾等血流增加，代谢产物等随之排出，水、电解质代谢紊乱及酸碱平衡紊乱得到改善，即将痊愈，故曰"小便利、色白者，此为热除也，欲得食，其病为愈"。

若数日后，微循环淤血性缺氧的情况加重了，除了四肢逆冷外，还伴有体循环淤血，可引起胃肠、肝功能障碍，下肢水肿等，见于肝脏淤血、胃肠淤血、下肢淤血，可致肝大、压痛等，可出现肝功能减退、消化不良、腹胀、恶心、呕吐、疲乏、水肿、颈静脉怒张、腹水、消化道出血等，故曰"若厥而呕，胸胁烦满者，其后必便血"。

【原文】病者手足厥冷，言我不结胸，小腹满，按之痛者，此冷结在膀胱关元也。（340）

【病理生理】病者手足厥冷，处于微循环缺血性缺氧状态，时间久了，会发展为微循环淤血性缺氧，继而影响静脉回流。静脉回流受阻，压力增高，可使血管内的液体漏出到腹腔、盆腔等，导致静脉淤血水肿，引发腹腔积液、盆腔积液等。

"言我不结胸，小腹满，按之痛"，则说明病在盆腔，积液在盆腔（盆腔积液的主要症状是感觉下腹部坠胀、疼痛及腰骶部酸痛等），故曰"冷结在膀胱关元也"。

【原文】伤寒发热四日，厥反三日，复热四日，厥少热多者，其病当愈。四日至七日热不除者，必便脓血。（341）

【病理生理】伤寒，发热体温升高与四肢逆冷、体温下降交替反复出现，若四肢逆冷、体温下降的情况开始有所改善，病情就会逐渐痊愈；若发热体温升高的情况持续不降，其代谢产物等得不到及时排出，必会引发肠源性内毒素血症，必便脓血。

【原文】伤寒，厥四日，热反三日，复厥五日，其病为进。寒多热少，阳

气退，故为进也。（342）

【病理生理】伤寒，机体处于微循环缺血性缺氧期时，体温下降和体温上升交替反复出现，说明机体的代偿机制仍然发挥作用，当机体进入微循环淤血期后，就表现为体温下降，皮肤苍白发凉加重，花斑状发绀，血压下降，心肌搏动无力等，说明病情加重，进入失代偿阶段。

【原文】伤寒六七日，脉微，手足厥冷，烦躁，灸厥阴，厥不还者，死。（343）

伤寒，发热下利，厥逆，躁不得卧者，死。（344）

伤寒，发热，下利至甚，厥不止者，死。（345）

伤寒六七日，不利，便发热而利，其人汗出不止者，死，有阴无阳故也。（346）

伤寒五六日，不结胸，腹濡，脉虚复厥者，不可下，此亡血，下之死。（347）

发热而厥，七日下利者，为难治。（348）

【病理生理】以上六条均说明机体一旦进入微循环淤血期，就会出现体温下降、血压持续性下降、脉压进行性下降、淤血性腹水等，腹腔内脏器官因低灌注而出现功能障碍及结构损害，重要器官组织心、脑也进入缺血缺氧的状态，继而引发水、电解质代谢紊乱及酸碱平衡失调，机体进入完全失代偿阶段，严重危及生命。

【原文】伤寒脉促，手足厥逆者，可灸之。（349）

【病理生理】厥阴病，脉促，说明机体仍有代偿能力，当处于微循环缺血性缺氧期，手足厥逆者，可酌情温灸关元穴。

白虎汤与感染性休克

【原文】伤寒，脉滑而厥者，里有热，白虎汤主之。（350）

【病理生理】此条所述症状与临床感染性休克类似，即宿主对感染反应失调所致的严重循环功能障碍，又称为脓毒性休克，过去称为败血性休克。可由任何部位的感染引起，临床上常见于肺炎、腹膜炎、胆管炎、泌尿系统感染、蜂窝组织炎、脑膜炎、脓肿等，故曰里有热。

感染性休克的发病机制：

1. 微循环障碍：通过三个始动环节引起有效循环血量减少和微循环障碍。

（1）感染→毛细血管通透性增加→血浆外渗→血容量减少。

（2）感染→血管扩张→血管床容量增加→有效循环血量减少。

（3）感染→毒素及活性物质直接损伤心肌→心泵功能下降。

2. 炎症与免疫功能障碍：炎症一方面引发全身炎症反应综合征，导致循环功能紊乱和多器官损伤；另一方面抑制天然免疫与特异性免疫，引发代偿性抗炎反应综合征，使感染播散，从而促进休克的进展。

感染性休克早期，动-静脉短路开放，组织器官低灌注量，临床症状皮肤温暖干燥、脉洪大有力、低血压、发热、心动过速、呼吸急促、外周血白细胞增加等，可用白虎汤治疗。

当归四逆汤与动脉痉挛型微循环不良、当归四逆加吴茱萸生姜汤与动脉梗阻型微循环不良

【原文】手足厥寒，脉细欲绝者，当归四逆汤主之。（351）

若其人内有久寒者，宜当归四逆加吴茱萸生姜汤。（352）

当归四逆汤方

当归三两　桂枝三两（去皮）　芍药三两　细辛三两　甘草二两（炙）通草二两　大枣二十五枚（擘，一法十二枚）

上七味，以水八升，煮取三升，去滓，温服一升，日三服。

当归四逆加吴茱萸生姜汤方

当归三两　芍药三两　甘草二两（炙）　通草二两　桂枝三两（去皮）细辛三两　生姜半斤（切）　吴茱萸二升　大枣二十五枚（擘）

上九味，以水六升，清酒六升和，煮取五升，去滓，温分五服。一方水、酒各四升。

【病理生理】"手足厥寒，脉细欲绝者"，为微循环不良导致四肢肢端组织缺血缺氧的表现，与雷诺病类似，其以阵发性四肢肢端对称间歇发白、发绀和潮红为临床特点，主要为肢端小动脉的痉挛引起的微循环不良，与交感-肾上腺髓质系统兴奋导致血液循环中肾上腺素和去甲肾上腺素含量增高有关，因为交感神经过度兴奋及儿茶酚胺持续作用，可直接诱发肢端小动脉的痉挛。

长期的血管痉挛，可使动脉内膜增生、血流不畅，再加上肢端小动脉的血流减少，少数患者最后可有血栓形成，管腔闭塞，伴有局部组织的营养性改变，严重者可发生指（趾）端溃疡，偶有坏死。本病的诊断主要根据典型的临床表现：①发作由寒冷或情绪激动所诱发；②两侧对称性发作；③无坏死或只有很小的指（趾）端皮肤坏死。本病的发作过程，先是指（趾）动脉发生

痉挛或功能性闭塞，其后毛细血管和小静脉痉挛，因而局部皮肤呈现苍白。动脉痉挛较小静脉痉挛消退快。血管痉挛解除后，局部循环恢复，并出现反应性充血，故皮肤出现潮红，然后转为正常色泽。起病缓慢，一般在受寒冷后，尤其是手指接触低温后发作，故冬季多发。

根据指动脉的病变状况，本病可分为痉挛型和梗阻型两大组。

1. 痉挛型：有异常的肾上腺能受体改变，血小板上 α2-受体活性明显增加，致使血管对冷刺激的敏感性增高。痉挛型无明显掌、指动脉梗阻，在室温时指动脉正常，在临界温度时（18～20℃）才引起发作。这种由寒冷或情绪激动诱发的微循环不良，继而造成四肢肢端组织的缺血缺氧，属局部性循环障碍，治疗首选当归四逆汤治疗。

2. 梗阻型：有明显的掌、指动脉梗阻，多由免疫性疾病和动脉粥样硬化所伴随的慢性动脉炎所致。由于有严重的动脉梗阻，故室温时指动脉压明显降低。梗阻型对寒冷的正常血管收缩反应就足以引起发作。治疗首选当归四逆汤加吴茱萸生姜汤。

"其人内有久寒者"，说明机体已经存在有效循环血量减少的情况，因为有效循环血量减少，造成微循环及组织器官的缺血缺氧，属全身性循环障碍，机体因此启动代偿机制，交感-肾上腺髓质系统强烈兴奋，通过收缩外周血管及腹腔内脏器官血管平滑肌等以保证重要器官心脑的血供，同时，儿茶酚胺的持续作用可使血小板数目增多、黏附聚集性增强，也可使白细胞及纤维蛋白原浓度升高，使血液黏滞度增加，促进微血栓形成，造成动脉梗阻，继而加重微循环不良。在这个过程中，为了增加能量供应，儿茶酚胺通过促进胰高血糖素分泌及抑制胰岛素分泌而促进脂质动员及糖原分解，使血糖升高，使血液中游离脂肪酸增加；同时，由于胰岛素的分泌减少，细胞膜上的钠钾泵活性下降（胰岛素是增强钠钾泵活性的主要激素），可继发低钠及高钾血症，细胞内液因此增多，可导致细胞水肿。

细胞水肿是细胞损伤中最早出现的改变，是细胞可逆性损伤的一种形式，也是机体代偿作用的结果。这种内有久寒的手足厥寒通常伴有水、电解质代谢紊乱，故首选当归四逆加吴茱萸生姜汤治疗。

当归四逆汤、当归四逆加吴茱萸生姜汤的用药思考：桂枝、白芍重在增加外周血流扩张外周血管以散寒解痉；当归辅助桂枝、白芍促进外周血液循环，活血化瘀以抗血栓；细辛、通草疏通外周血管、微血管，以改善局部组织的供血供氧；大枣、炙甘草可补充血容量，可保护细胞以防止损伤；吴茱萸、生姜合用可改善血管平滑肌强烈收缩的状态（作用机制可参考 309 条），可以激活细胞膜上的钠钾泵，可以改善水、电解质紊乱，可以调节内分泌激素水平，可以扩张微血管并增强微血管血流。

笔者认为，当归四逆加吴茱萸生姜汤可用于糖尿病并发症之早期的微循环改变，糖尿病的微循环改变不仅反映在肾脏和视网膜的微血管床，也同样累及其他末梢微血管床，如四肢、皮肤、皮下组织、骨骼肌等。

四逆汤与微循环缺血性缺氧

【原文】大汗出，热不去，内拘急，四肢疼，又下利、厥逆而恶寒者，四逆汤主之。(353)

大汗，若大下利而厥冷者，四逆汤主之。(354)

四逆汤方

甘草二两（炙）　干姜一两半　附子一枚（生用，去皮，破八片）

上三味，以水三升，煮取一升二合，去滓，分温再服，强人可大附子一枚，干姜三两。

【病理生理】当机体进入休克早期，也就是微循环缺血性缺氧期，组织器官的血液灌注减少，其功能及结构开始受损，机体因此启动代偿机制，兴奋交感-肾上腺髓质系统，减少外周及腹腔内脏器官血流以保护重要脏器心、脑的血供，随着外周阻力的增大、汗腺分泌的增加、腹腔内脏小血管的持续收缩等，机体就会出现烦躁不安、恶寒、四肢冰冷、出冷汗、心率快、脉搏细数、胃肠功能障碍等症，此时机体仍有能力代偿。

一旦机体出现"大汗出，热不去，内拘急，四肢疼，又下利厥逆而恶寒"，说明四肢末梢及腹腔内脏组织器官如胃肠等已经处于缺血性缺氧状态，其功能及结构已经损伤，机体即将进入微循环淤血性缺氧期，故当用四逆汤强心扩容。

这里的大汗，为机体体温调节机制失控的表现，交感神经控制着汗腺的分泌，参与体温调节机制，交感神经受中枢神经系统支配，当大脑开始缺血缺氧时，中枢神经系统功能就会受到影响，体温调节机制因此失控，故而大汗出又或热不除；下利及厥冷，均为微循环及组织器官缺血缺氧的表现，再次说明机体即将进入失代偿期，故仍用四逆汤回阳救逆。

瓜蒂散与气管内痰栓

【原文】病人手足厥冷，脉乍紧者，邪结在胸中，心下满而烦，饥不能食者，病在胸中，当须吐之，宜瓜蒂散。(355)

瓜蒂散方

瓜蒂一分（熬黄）　赤小豆一分

上二味，各别捣筛为散已，合治之，取一钱匕，以香豉一合，用热汤七合，煮作稀糜，去滓，取汁和散，温顿服之。不吐者，少少加，得快吐乃止。诸亡血虚家，不可与瓜蒂散。

【病理生理】此条可与上一条进行对比。由气管异物（气管内痰栓）等引起的暂时性的乏氧性缺氧，导致交感神经兴奋，收缩外周血管及减少胃肠血流等，也会出现手足厥冷等情况，同时气管异物也会影响静脉、淋巴回流，造成心下满而烦等，此时的治疗当用瓜蒂散清除气管异物为主。

【原文】伤寒厥而心下悸，宜先治水，当服茯苓甘草汤，却治其厥；不尔，水渍入胃，必作利也。（356）

【病理生理】伤寒厥而心下悸，说明机体在启动代偿机制的过程中，造成了水钠潴留，当先治水，可酌情给与茯苓甘草汤，或真武汤，或茯苓四逆汤等。若仍单用四逆汤强心扩容，不但加重水钠潴留，还可造成水、电解质代谢紊乱，必会影响大小便的状态。

【原文】伤寒六七日，大下后，寸脉沉而迟，手足厥逆，下部脉不至，咽喉不利，唾脓血，泄利不止者，为难治，麻黄升麻汤主之。（357）

麻黄升麻汤方

麻黄二两半（去节）　升麻一两一分　当归一两一分　知母十八铢　黄芩十八铢　萎蕤十八铢（一作菖蒲）　芍药六铢　天门冬六铢（去心）　桂枝六铢（去皮）　茯苓六铢　甘草六铢（炙）　石膏六铢（碎，绵裹）　白术六铢　干姜六铢

上十四味，以水一升，先煮麻黄一二沸，去上沫，内诸药，煮取三升，去滓，分温三服，相去如炊三斗米顷，令尽，汗出愈。

【病理生理】此条文存疑。太阳伤寒大下后，患者必然体液损耗，再加上手足厥逆、唾脓血、泄利不止等症状，病情已然由表传里，进入厥阴病的状态，当为难治。但用麻黄升麻汤，实在无法自圆其说，既然已经唾脓血，说明存在静脉淤血性出血的情况，再加上大下后仍泄利不止，怎敢再用麻黄、桂枝扩张微血管、促进汗腺分泌来发汗解表呢？所以此处存疑。可参考364条。

【原文】伤寒四五日，腹中痛，若转气下趣少腹者，此欲自利也。（358）

【病理生理】伤寒四五日，腹中痛并有排气的表现，说明迷走神经开始兴奋，胃肠开始蠕动，恢复其排空功能，这说明机体进入自我修复的状态。

干姜黄芩黄连人参汤与胃肠黏膜缺血缺氧

【原文】伤寒，本自寒下，医复吐下之，寒格，更逆吐下，若食入口即吐，干姜黄芩黄连人参汤主之。（359）

干姜黄芩黄连人参汤方

干姜　黄芩　黄连　人参各三两

上四味，以水六升，煮取二升，去滓，分温再服。

【病理生理】机体进入微循环障碍及组织器官低灌注的状态，外周及胃肠血流减少最明显，继而出现胃肠排空障碍等，若胃肠黏膜屏障因持续缺血被破坏，一方面会打破肠道的生态平衡，导致致病菌在肠黏膜定植；另一方面会损伤肠黏膜，造成肠黏膜水肿、糜烂、溃疡和出血。继而机体由胃肠排空障碍发展为胃肠吸收不良，导致腹泻等，此腹泻为胃肠缺血缺氧引发，故曰"本自寒下"。

若此时误用了吐法、下法，大量损耗了消化液，就会加重微循环缺血缺氧的状态，如果机体因此出现了食入即吐的症状，则说明机体的代偿机制尚能运行，通过持续减少胃肠血流、收缩胃肠血管平滑肌来进行血液重新分布，以保护重要器官心脑的供血供氧，通过增加抗利尿激素的分泌来完成自身输液，当用干姜黄芩黄连人参汤治疗。

干姜黄芩黄连人参汤的用药思考：干姜、黄连、黄芩合用可改善胃肠黏膜缺血缺氧的状态，可抗炎抗损伤以维持胃肠道的生态平衡；人参则可提供能量、造血原料以补充血容量。

【原文】下利，有微热而渴，脉弱者，今自愈。（360）

下利脉数，有微热汗出，今自愈，设复紧为未解。（361）

【病理生理】下利，若出现微热而渴，脉搏细数，心率快，说明机体的代偿机制仍然运行，微循环障碍及组织器官低灌注的状态可以得到改善。

若脉象紧迫，说明机体内部正在进行激烈的战争，损伤和抗损伤的力量相当，病情还未转向改善。

【原文】下利，手足厥冷，无脉者，灸之不温，若脉不还，反微喘者，死。少阴负趺阳者，为顺也。（362）

【病理生理】这一条讲灸法和脉象，不再赘述。

【原文】下利，寸脉反浮数，尺中自涩者，必清脓血。（363）

【病理生理】下利，脉当沉微、沉细，今寸脉反浮数、尺脉反涩，说明病情有了发展，机体从微循环的缺血缺氧期发展为淤血性缺氧期，必会引发内毒素血症，故必便脓血。

【原文】下利清谷，不可攻表，汗出必胀满。(364)

【病理生理】下利清谷，一方面说明机体的组织器官（胃肠）已经处于缺血缺氧的状态，另一方面说明机体的体液仍然大量被损耗，若此时再盲目使用汗法，只会进一步损耗体液，导致水、电解质代谢紊乱，造成钾代谢失衡，胃肠血管平滑肌因此麻痹，轻则食欲不振、腹胀、恶心；重则麻痹性肠梗阻。故汗出必胀满。

【原文】下利，脉沉弦者，下重也；脉大者，为未止；脉微弱数者，为欲自止，虽发热，不死。(365)

【病理生理】下利、脉沉弦，说明机体存在水、电解质代谢紊乱，有水钠潴留，故下肢沉重；脉大，说明机体正在做最后的抗争，即将进入失代偿期；脉微弱，说明机体的代偿机制仍然作用，处于休克早期，可以恢复，虽有发热，暂时不会有生命危险。

【原文】下利，脉沉而迟，其人面少赤，身有微热，下利清谷者，必郁冒汗出而解，病人必微厥，所以然者，其面戴阳，下虚故也。(366)

【病理生理】下利，机体因失液而处于微循环缺血性缺氧期，表现出面色红，说明组织器官利用氧的能力下降，氧气进入却无法充分利用，导致毛细血管中氧合血红蛋白增多，面色可呈红色或暗红色，故曰"其面戴阳，下虚故也"；身有微热，则说明机体仍有能力代偿，通过兴奋交感-肾上腺髓质系统，减少外周血流以保护重要脏器心脑的供血供氧等，故病人必微厥（手足凉），心、脑的供血供氧得到改善，必会出现一过性的眩晕等眩瞑反应，与临床醉氧症类似。

当机体刚刚适应低氧环境，又重新进入氧气含量相对高的环境，就会发生不适应，从而出现疲倦、无力、嗜睡、胸闷、头昏、腹泻等症状，产生所谓的醉氧反应，或者"脱适应反应"，可随汗出而解。

【原文】下利，脉数而渴者，今自愈，设不差，必清脓血，以有热故也。(367)

【病理生理】下利，出现脉数而渴，心率快、口渴、四肢冰冷等，若不及时治疗，就会很快进入休克的失代偿期，必引发肠源性内毒素血症，故必便脓血。

【原文】下利后脉绝，手足厥冷，晬时脉还，手足温者生，脉不还者死。（368）

【病理生理】下利后脉绝，手足厥冷，说明机体出现周围循环衰竭（升压药难以恢复），面色灰暗、苍白，口唇和肢端发绀，静脉塌陷、心音低弱、脉搏细弱甚至摸不到等，则进入失代偿状态，为休克晚期的表现。

这种状况下，若24小时内脉象有所缓和，手足开始有温度，则有生还的希望；若24小时内脉得不到缓解或手足厥冷得不到改善，则生命垂危。

【原文】伤寒下利，日十余行，脉反实者死。（369）

【病理生理】厥阴病，下利不止，脉象反有力洪大，则进入回光返照的状态，必死。

通脉四逆汤与低排高阻型休克

【原文】下利清谷，里寒外热，汗出而厥者，通脉四逆汤主之。（370）

通脉四逆汤方

甘草二两（炙）　附子大者一枚（生用，去皮，破八片）　干姜三两（强人可四两）

上三味，以水三升，煮取一升二合，去滓，分温再服，其脉即出者愈。面色赤者，加葱九茎；腹中痛者，去葱，加芍药二两；呕者，加生姜二两；咽痛者，去芍药加桔梗一两；利止，脉不出者，去桔梗加人参二两。病皆与方相应者，乃服之。

【病理生理】下利清谷，因失液进一步损耗血容量，使组织器官进入缺血缺氧的状态，机体为了自保，不得不通过毛细血管的增生，以缩短氧从血管向组织细胞弥散的距离，这便是里寒外热的由来；汗出而厥，说明交感-肾上腺髓质系统仍然可以发挥作用，汗腺分泌增加，外周阻力增大，为可逆性的失代偿期。

"下利清谷，里寒外热，汗出而厥者"，说明机体进入低排高阻型的冷休克阶段，此时机体体温下降，皮肤苍白发凉加重，花斑状发绀（皮肤淤血），血压下降、心肌搏动无力、脉搏细速、心率加快、静脉萎陷等，属微循环淤血性缺氧期。当用通脉四逆汤治疗。

通脉四逆汤的用药思考：在四逆汤强心扩容的基础上加倍了干姜的用量，一方面增加组织器官利用氧的能力；另一方面增强微循环的动力以防治微循环淤血。

白头翁汤与肠源性内毒素血症

【原文】热利下重者，白头翁汤主之。(371)

下利欲饮水者，以有热故也，白头翁汤主之。(373)

白头翁汤方

白头翁二两　黄柏三两　黄连三两　秦皮三两

上四味，以水七升，煮取二升，去滓，温服一升，不愈，更服一升。

【病理生理】热利下重，为厥阴病下利便脓血的状态，可继发肠源性内毒素血症；下利口渴欲饮水，为失液后有效循环血量下降的表现，也为微循环淤血性缺氧的状态。机体在微循环淤血性缺氧的状态下，外周免疫器官及腹腔内脏组织器官最先受到影响。

外周免疫器官包括淋巴结、脾脏（针对来自血液中抗原的免疫应答场所，也是体内产生抗体的主要器官）、黏膜相关淋巴组织（亦称黏膜免疫系统，主要是呼吸道、肠道及泌尿生殖道黏膜固有层和上皮细胞下散在的无被膜淋巴组织，以及某些带有生发中心的器官化的淋巴组织，如扁桃体、小肠的派氏集合淋巴结、阑尾等，其作用是抵御侵入肠道的病原微生物感染），是淋巴细胞和其他免疫细胞定居、增殖及产生免疫应答的场所（不论发生哪类免疫应答，都会引起局部淋巴结肿大），参与淋巴细胞再循环，有过滤清除病原体、血中异物、病毒及衰老死亡的红细胞等作用。若外周免疫器官受损，可直接影响机体的免疫能力，可引发局部淋巴结肿大，导致血中毒素滞留，可造成呼吸道、肠道、泌尿生殖道黏膜的感染等。

在微循环淤血性缺氧的状态下，腹腔内脏组织器官处于低灌注的状态，若胃肠黏膜的功能及形态受损，再加上肠道黏膜免疫屏障被破坏，可导致消化吸收不良，可引发黏膜缺血、萎缩、破损、脱落，可造成内毒素移位，发生肠源性内毒素血症。另外，因为肝脏的缺血缺氧对内毒素的清除功能减退（大量内毒素在肝脏未经解毒溢入体循环）及门体系统功能障碍（来自肠道的内毒素绕过肝脏，未经灭活解毒，涌入体循环，形成内毒素血症），均可诱发内毒素血症。

内毒素血症可以出现在多系统的多种疾病中，病死率极高。症状和体征有发热，白细胞数变化，出血倾向，心力衰竭，肾功能减退，肝脏损伤，神经系统症状，以及休克等。出现下利便脓血口渴时，首选白头翁汤治疗。

白头翁汤的用药思考：《本草汇言》着重阐述白头翁的药效为"凉血、消瘀，解湿毒"，与秦皮合用可凉血、止血、止痢，可抗凝化瘀解毒；黄连、黄柏合用可抗炎、可灭菌，可化解血中热毒，可调整肠黏膜菌群失调，并对黏膜损伤具有一定的修复作用。

【原文】下利，腹胀满，身体疼痛者，先温其里，乃攻其表。温里宜四逆汤，攻表宜桂枝汤。(372)

【病理生理】本条讲了一个治疗原则，即当机体同时出现表证和里证时，如里之下利腹胀满，表之身体疼痛，若机体的组织器官已经出现缺血缺氧的状态时，当先治里，先用四逆汤改善组织器官缺血缺氧的状态，改善后若仍有表证，再用桂枝汤促进体表的血液循环以改善身体疼痛。

【原文】下利谵语者，有燥屎也，宜小承气汤。(374)

【病理生理】本条应该是"下利清水谵语者，有燥屎也，可先用小承气汤治疗"。具体详解可参考321条。

【原文】下利后，更烦，按之心下濡者，为虚烦也，宜栀子豉汤。(375)

【病理生理】下利后，更烦，为机体失液后交感神经兴奋的表现。按之心下濡，说明下后机体没有出现结胸证，也没有出现胃肠排空障碍，只是因失液导致交感神经的过度兴奋，可用栀子豉汤治疗。可参考76条。

【原文】呕家有痈脓者，不可治呕，脓尽自愈。(376)

【病理生理】此条所述，可参考临床的慢性肺脓肿。此病是由于多种病因所引起的肺组织化脓性病变。早期为化脓性炎症，继而坏死形成脓肿。

慢性肺脓肿有慢性咳嗽、咳脓痰、反复咯血、继发感染和不规则发热等，常呈贫血、消瘦等慢性消耗病态。临床治疗时需稀释痰液，帮助机体把痰液咳出，将浓稠的痰液吐出，方能治愈。

【原文】呕而脉弱，小便复利，身有微热，见厥者，难治，四逆汤主之。(377)

【病理生理】"呕而脉弱"，呕吐损耗体液，机体因失液导致微循环缺血缺氧。机体为了自保，当减少小便以完成自身输液的代偿机制，同时减少外周血流以保护重要脏器心脑的供血。

小便复利，为小便由少开始变多，则说明脑细胞已经处于缺血缺氧的状态，中枢神经系统功能受到影响，可引发中枢性尿崩症。同时，机体还可出现低血容量的表现，如心悸、心慌、血压下降、四肢冰冷、休克及肾前性的氮质血症等。

身有微热，则说明机体还未完全失代偿，此时当用四逆汤强心扩容以改善机体缺血缺氧的状态。可参考29、225、354条。

【原文】干呕，吐涎沫，头痛者，吴茱萸汤主之。(378)

【病理生理】干呕、吐涎沫、头痛，为中枢神经系统功能障碍的表现，与水、电解质代谢失衡有关，主要是低容量性低钠血症，脑细胞因此水肿，颅内压因此升高，常会出现头痛、恶心、呕吐、困倦疲乏、肌无力或痉挛、癫痫发作甚至昏迷等，可用吴茱萸汤治疗。可参考243条。

【原文】吐而发热者，小柴胡汤主之。(379)

【病理生理】本条吐而发热，当为病愈后因为劳累等因素又出现的症状，与自主神经调节有关，故先用小柴胡汤治疗。可参考96条。

【原文】伤寒，大吐大下之，极虚，复极汗者，其人外气怫郁，复与之水，以发其汗，因得哕。所以然者，胃中虚冷故也。(380)

【病理生理】伤寒，用了吐法和下法后，损耗了大量的体液，影响了有效循环血量，故极虚。有效循环血量一旦下降，机体就会启动代偿机制，通过收缩外周及腹腔内脏血管平滑肌以减少血流，以保护重要脏器心脑的供血。如果此时再用汗法发汗，进一步损耗体液，可直接造成微循环及胃肠的缺血缺氧，严重影响胃肠功能，导致消化和吸收不良，故曰"胃中虚冷也"。同时，也可造成水、电解质代谢紊乱，导致水钠潴留，故而饮水则哕。

【原文】伤寒，哕而腹满，视其前后，知何部不利，利之即愈。(381)

【病理生理】伤寒，出现哕而腹满，可观察大小便的状态，若哕而不大便，主要问题在于胃肠排空障碍，可酌情给与相关治疗方法；若哕而小便不利，主要问题在于水钠潴留，可酌情给与相关治疗方法。这就是所谓视其前后，知何部不利，利之即愈。